Abdel Bacite Zarouali
Hicham Elmsellem
Zahra Ba-aqqa

Explorando as Complicações de Decúbito na Unidade de Terapia Intensiva

Abdel Bacite Zarouali
Hicham Elmsellem
Zahra Ba-aqqa

Explorando as Complicações de Decúbito na Unidade de Terapia Intensiva

ScienciaScripts

Imprint

Any brand names and product names mentioned in this book are subject to trademark, brand or patent protection and are trademarks or registered trademarks of their respective holders. The use of brand names, product names, common names, trade names, product descriptions etc. even without a particular marking in this work is in no way to be construed to mean that such names may be regarded as unrestricted in respect of trademark and brand protection legislation and could thus be used by anyone.

Cover image: www.ingimage.com

This book is a translation from the original published under ISBN 978-620-6-71606-8.

Publisher:
Sciencia Scripts
is a trademark of
Dodo Books Indian Ocean Ltd. and OmniScriptum S.R.L publishing group

120 High Road, East Finchley, London, N2 9ED, United Kingdom
Str. Armeneasca 28/1, office 1, Chisinau MD-2012, Republic of Moldova, Europe
Printed at: see last page
ISBN: 978-620-7-84827-0

ESTUDO DESCRITIVO SOBRE O MANEJO DAS COMPLICAÇÕES DE DECÚBITO EM UNIDADES DE TERAPIA INTENSIVA

"Complicações de decúbito na unidade de cuidados intensivos" é um livro que se debruça sobre um estudo descritivo da gestão das complicações de decúbito na unidade de cuidados intensivos. O livro aborda os vários aspectos desta problemática, começando por uma introdução que apresenta o contexto do estudo, os seus objectivos, a metodologia utilizada e as limitações do estudo. O segundo capítulo aborda as complicações de decúbito na UCI, definindo-as, identificando os factores de risco associados e analisando o impacto que podem ter nos doentes. As estratégias de prevenção também são discutidas neste capítulo.

O terceiro capítulo centra-se no tratamento das complicações de decúbito, descrevendo a avaliação inicial do doente, os tratamentos médicos possíveis, as intervenções cirúrgicas que podem ser necessárias e os cuidados de enfermagem e de reabilitação que devem ser implementados. São também estudados casos clínicos que ilustram as diferentes situações encontradas. Os capítulos seguintes exploram os resultados do estudo, analisando as características dos doentes incluídos, a prevalência das complicações de decúbito, os factores associados a estas complicações e a eficácia dos tratamentos utilizados. De seguida, é feita uma discussão para interpretar estes resultados, compará-los com outros estudos, identificar as limitações do estudo e propor perspectivas futuras. Por fim, uma conclusão sintetiza os resultados, destaca as implicações clínicas e faz recomendações.

Palavras-chave : *Escaras de pressão; Decúbito; Complicações cutâneas; Reanimação; Posição deitada; Acamado; Mudança de posição.*

1. INTRODUÇÃO

1.1 Antecedentes do estudo

As complicações de decúbito são problemas de saúde comuns nos doentes em cuidados intensivos. Estas complicações resultam da posição prolongada do doente na cama ou numa superfície dura, o que provoca uma pressão excessiva em determinadas partes do corpo. As áreas mais afectadas são geralmente os calcanhares, as nádegas, os cotovelos e as costas. A gestão das complicações de decúbito é um grande desafio para os profissionais de saúde nos cuidados intensivos. Estas complicações podem provocar dor, infeção, úlceras de pressão e mesmo amputação nos casos mais graves. Além disso, prolongam o tempo de permanência nos cuidados intensivos e aumentam os custos dos cuidados de saúde. É, por isso, essencial conhecer os factores de risco, as consequências e as melhores práticas de prevenção e tratamento das complicações de decúbito. O objetivo deste estudo descritivo é analisar a gestão das complicações de decúbito na unidade de cuidados intensivos, centrando-se na avaliação inicial do doente, no tratamento médico, nas intervenções cirúrgicas, nos cuidados de enfermagem e na reabilitação. O estudo será realizado num hospital universitário, onde serão incluídos os doentes internados em cuidados intensivos. Os dados serão recolhidos dos registos médicos dos doentes, utilizando uma metodologia rigorosa para garantir a fiabilidade dos resultados. O principal objetivo deste estudo é avaliar a eficácia de diferentes abordagens na gestão das complicações de decúbito em cuidados intensivos. Os objectivos específicos são os seguintes:
1. Examinar as características dos doentes incluídos no estudo, como a idade, o sexo, a história clínica e o tempo de permanência nos cuidados intensivos.
2. Determinar a prevalência de complicações de decúbito em pacientes de cuidados intensivos.

3. Identificar os factores associados ao desenvolvimento de complicações de decúbito, como a imobilidade, a desnutrição, a presença de co-morbilidades e a utilização de determinados medicamentos.
4. Avaliar a eficácia dos tratamentos médicos utilizados para prevenir e tratar as complicações de decúbito.
5. Analisar os resultados das intervenções cirúrgicas efectuadas para tratar as complicações de decúbito.
6. Examinar o impacto dos cuidados de enfermagem e de reabilitação na prevenção e no tratamento das complicações de decúbito.

Os resultados deste estudo fornecerão informações valiosas sobre o tratamento de complicações de decúbito na UTI. Estes resultados podem ser utilizados para melhorar a prática clínica, desenvolver protocolos de prevenção e tratamento mais eficazes e melhorar os resultados clínicos dos doentes em cuidados intensivos.

É de salientar que este estudo tem algumas limitações. Em primeiro lugar, será realizado num único centro hospitalar, o que pode limitar a generalização dos resultados. Além disso, a recolha de dados dos registos médicos pode conduzir a erros de documentação. Apesar destas limitações, este estudo fornecerá informações valiosas sobre a gestão das complicações de decúbito na UCI, que podem ser utilizadas para melhorar os cuidados prestados aos doentes.

1.1 Objectivos do estudo

O objetivo deste estudo descritivo foi analisar o manejo das complicações de decúbito na unidade de terapia intensiva. As complicações de decúbito são problemas de saúde que ocorrem em pacientes confinados ao leito por longos períodos, principalmente em unidades de terapia intensiva. Estas complicações podem ter consequências graves para a saúde dos doentes, aumentando a sua morbilidade e mortalidade.

O objetivo do estudo foi analisar as diferentes estratégias de gestão das complicações de decúbito implementadas na unidade de cuidados intensivos, incidindo na avaliação inicial do doente, no tratamento médico, nas intervenções cirúrgicas e nos cuidados de enfermagem e reabilitação. Mais especificamente, os objectivos deste estudo são os seguintes:

1.1.1 Avaliar a eficácia das estratégias de gestão atualmente em uso O objetivo do estudo é avaliar a eficácia das diferentes estratégias de gestão das complicações de decúbito implementadas na unidade de cuidados intensivos. Isto inclui a avaliação da eficácia dos tratamentos médicos utilizados,   dos procedimentos cirúrgicos efectuados e dos cuidados de enfermagem e de reabilitação prestados aos doentes. O objetivo é determinar se estas estratégias de gestão reduzem a prevalência de complicações de decúbito e melhoram os resultados clínicos dos doentes.

1.1.2 Identificação dos factores associados às complicações de decúbito

Outro objetivo deste estudo é identificar os factores associados ao desenvolvimento de complicações de decúbito em doentes de cuidados intensivos. Isto inclui a análise de factores de risco como a idade, o sexo, o estado geral de saúde, a duração do repouso na cama e outros factores específicos da UCI. A identificação destes factores permitirá uma melhor compreensão das causas das complicações de decúbito e possibilitará a implementação de medidas preventivas específicas.

1.1.3 Propor recomendações para melhorar a gestão das complicações de decúbito

Finalmente, este estudo tem como objetivo formular recomendações para melhorar a gestão das complicações de decúbito na unidade de cuidados intensivos. Estas recomendações serão baseadas nos resultados do estudo e numa revisão da literatura existente. O objetivo é identificar as melhores práticas na prevenção, avaliação e tratamento das complicações de decúbito, de forma a melhorar os resultados clínicos dos doentes e reduzir a sua morbilidade e mortalidade.

Em suma, este estudo descritivo da gestão das complicações de decúbito na unidade de cuidados intensivos tem como objetivo avaliar a eficácia das estratégias atualmente utilizadas, identificar os factores associados a estas complicações e formular recomendações para melhorar a gestão dos doentes. Os resultados deste estudo poderão contribuir para melhorar a prática clínica e reduzir as complicações de decúbito em doentes internados em cuidados intensivos.

1.2 Metodologia

Nesta secção, descrevemos a metodologia utilizada para realizar o nosso estudo descritivo sobre a gestão das complicações de decúbito na unidade de cuidados intensivos. Explicaremos as diferentes fases do nosso estudo, incluindo a seleção dos doentes, a recolha de dados e a análise estatística.

1.2.1 População do estudo

O nosso estudo foi realizado numa unidade de cuidados intensivos de um hospital universitário. A população do estudo incluiu todos os doentes admitidos na unidade de cuidados intensivos durante um período de seis meses. Os critérios de inclusão foram os seguintes: doentes com idade igual ou superior a 18 anos, que necessitassem de internamento em cuidados intensivos e que apresentassem complicações de decúbito.

1.2.2 Recolha de dados

Os dados foram recolhidos dos registos médicos dos doentes. As variáveis recolhidas incluíram dados demográficos dos doentes (idade, sexo), antecedentes médicos, co-morbilidades, tempo de permanência nos cuidados intensivos, complicações de decúbito encontradas, tratamentos administrados e resultados clínicos.

1.2.3 Análise de dados

Os dados recolhidos foram analisados com recurso ao software estatístico SPSS (Statistical Package for the Social Sciences). As variáveis quantitativas foram expressas em média ± desvio padrão, enquanto as variáveis qualitativas foram expressas em percentagem. As comparações entre grupos foram efectuadas utilizando o teste t de Student para as variáveis contínuas e o teste do qui-quadrado para as variáveis categóricas. Um valor de p inferior a 0,05 foi considerado estatisticamente significativo.

1.2.4 Ética na investigação

Este estudo foi realizado de acordo com os princípios éticos da Declaração de Helsínquia. O estudo foi aprovado pelo comité de ética da nossa instituição. Todos os dados pessoais dos doentes foram anonimizados e os dados foram tratados de forma confidencial.

1.2.5 Limitações do estudo

O nosso estudo tem algumas limitações. Em primeiro lugar, devido à sua natureza descritiva, não é possível estabelecer uma relação de causa e efeito entre as complicações de decúbito e os factores de risco identificados. Em segundo lugar, o nosso estudo foi realizado numa única unidade de cuidados intensivos, o que limita a generalização dos resultados a outros contextos. Por último, a recolha de dados a partir dos registos médicos pode resultar em erros de documentação ou em dados em falta. Apesar destas limitações, o nosso estudo fornece informações valiosas sobre a gestão das complicações de decúbito na unidade de cuidados intensivos. Os resultados obtidos poderão ajudar a melhorar a prática clínica e a reduzir a morbilidade associada a estas complicações. Em conclusão, o nosso estudo descritivo sobre a gestão das complicações de decúbito na unidade de cuidados intensivos utilizou uma metodologia rigorosa para a recolha e análise dos dados. Os resultados deste estudo serão apresentados no Capítulo 5 e discutidos no Capítulo 6 deste livro.

1.3 Limitações do estudo

O estudo que realizámos sobre a gestão das complicações de decúbito na unidade de cuidados intensivos tem algumas limitações que é importante ter em conta na interpretação dos resultados.

1.3.1 Tamanho da amostra

Uma das principais limitações do nosso estudo é a dimensão da amostra. Devido a restrições de tempo e de recursos, foi-nos possível incluir um número limitado de doentes no nosso estudo. Consequentemente, os resultados obtidos podem não ser generalizáveis a toda a população de doentes de cuidados intensivos. Por conseguinte, são necessários estudos subsequentes com amostras maiores para confirmar os nossos resultados.

1.3.2 Viés de seleção

Outro potencial viés no nosso estudo é o viés de seleção. Os doentes incluídos no nosso estudo foram seleccionados de forma não aleatória, o que pode introduzir um viés nos resultados. Por exemplo, se os doentes com complicações de decúbito mais graves fossem excluídos do estudo, tal poderia subestimar a prevalência destas complicações. Por conseguinte, é importante ter em conta este viés na interpretação dos resultados.

1.3.3 Viés de medição

Outro aspeto a considerar é o viés de medição. As complicações de decúbito foram avaliadas pelo pessoal médico e de enfermagem na unidade de cuidados intensivos, o que pode introduzir um viés na avaliação das complicações. Embora se tenha tido o cuidado de formar o pessoal na utilização de critérios normalizados para avaliar as complicações de decúbito, é possível que tenham ocorrido variações na avaliação. Este facto pode influenciar os resultados do estudo e deve, portanto, ser tido em conta na interpretação dos resultados.

1.3.4 Retrospetiva do estudo

O nosso estudo é de natureza retrospetiva, o que significa que analisámos os registos médicos dos doentes para recolher os dados. Esta abordagem pode levar a limitações, tais como dados em falta ou incompletos. Além disso, alguns eventos podem não ter sido corretamente registados nos registos médicos, o que pode afetar a precisão dos resultados. Por conseguinte, é importante ter em conta estas limitações ao interpretar os resultados.

1.3.5 Factores de confusão

Finalmente, é importante notar que o nosso estudo não teve em conta todos os potenciais factores de confusão. Existem muitos factores que podem influenciar o desenvolvimento de complicações de decúbito, tais como a idade, o estado geral de saúde, o tempo de permanência nos cuidados intensivos, etc. Embora tenhamos ajustado as nossas análises para alguns destes factores, é possível que outros factores não medidos possam ter influenciado o desenvolvimento de complicações de decúbito. Embora tenhamos ajustado as nossas análises para alguns destes factores, é possível que outros factores não medidos possam ter influenciado os resultados. Por isso, é importante ter em conta esta limitação na interpretação dos resultados. Apesar destas limitações, o nosso estudo fornece informações valiosas sobre a gestão das complicações de decúbito na unidade de cuidados intensivos. Estes resultados podem servir de base para futuras investigações e contribuir para melhorar a prática clínica nesta área.

2. COMPLICAÇÕES DE DECÚBITO NOS CUIDADOS INTENSIVOS

2.1 Definição de complicações de decúbito

As complicações de decúbito, também conhecidas como escaras, são lesões cutâneas que se desenvolvem em doentes que estão acamados ou imobilizados durante longos períodos. Ocorrem principalmente em zonas de pressão como os calcanhares, as nádegas, os cotovelos e as costas. As complicações de decúbito são uma grande preocupação nos cuidados intensivos, pois podem provocar dor, infeção e atrasos na recuperação do doente.

As complicações de decúbito são classificadas em vários estádios, que vão do estádio 1 ao estádio 4, consoante a sua gravidade. Na fase 1, a pele está vermelha e não desaparece quando a pressão é libertada. Na fase 2, a pele está danificada e apresenta uma ferida superficial. Na fase 3, a ferida estende-se mais profundamente, atingindo o tecido subcutâneo. Na fase 4, a ferida é profunda e expõe os músculos, os tendões e os ossos.

As complicações de decúbito são causadas principalmente pela pressão prolongada sobre a pele, que comprime os vasos sanguíneos e limita o fornecimento de oxigénio e nutrientes aos tecidos. Isto leva à necrose dos tecidos e à formação de escaras. Outros factores de risco podem também contribuir para o desenvolvimento de complicações de decúbito, como a humidade excessiva, a fricção, a desnutrição, a desidratação, a incontinência e a falta de higiene.

As consequências das complicações de decúbito podem ser graves, levando a outras complicações médicas. Os doentes com úlceras de pressão podem sofrer de dor intensa, infeção, sépsis, atraso na cicatrização, redução da qualidade de vida e até mesmo a morte. Para além disso, as complicações de decúbito podem prolongar o tempo de permanência dos doentes nos cuidados intensivos, aumentando o custo dos cuidados e a carga de trabalho do pessoal médico.

A prevenção das complicações de decúbito é essencial para reduzir a incidência destas lesões cutâneas nos doentes em cuidados intensivos. As medidas preventivas devem ser postas em prática assim que o doente é admitido, com uma avaliação regular do estado da pele do doente e do risco de desenvolver úlceras de pressão e com a implementação de estratégias de prevenção adequadas. Estas estratégias incluem a rotação regular dos doentes, a utilização de colchões e almofadas especiais para reduzir a pressão, a manutenção de uma boa higiene da pele, a gestão da humidade e da incontinência e a otimização da nutrição e hidratação dos doentes. É igualmente importante sensibilizar o pessoal médico e de enfermagem para a importância da prevenção das complicações de decúbito. A formação adequada em medidas preventivas e o reconhecimento precoce dos sinais de úlceras de pressão são essenciais para garantir cuidados óptimos aos doentes em cuidados intensivos. Para além disso, é necessária uma colaboração interdisciplinar entre médicos, enfermeiros, fisioterapeutas e nutricionistas, de forma a implementar um plano de prevenção abrangente e individualizado para cada doente.

Em conclusão, as complicações de decúbito são lesões cutâneas graves que podem ocorrer em doentes de cuidados intensivos. São causadas por uma pressão prolongada sobre a pele e podem provocar dor, infeção e atraso na cicatrização. A prevenção das complicações de decúbito é crucial e requer a adoção de medidas preventivas assim que o doente é admitido. A sensibilização do pessoal médico e de enfermagem e a colaboração interdisciplinar são essenciais para garantir uma gestão óptima dos doentes e reduzir a incidência de complicações de decúbito na unidade de cuidados intensivos.

2.2 Factores de risco

As complicações de decúbito nos cuidados intensivos podem ocorrer nos doentes mais vulneráveis, particularmente naqueles que estão acamados durante longos períodos. Vários factores de risco podem contribuir para o desenvolvimento destas complicações. É essencial identificá-los a fim de implementar medidas preventivas adequadas e reduzir as consequências nefastas para os doentes.

2.2.1 Imobilidade prolongada

A imobilidade prolongada é um dos principais factores de risco para as complicações de decúbito nos cuidados intensivos. Quando os doentes permanecem acamados durante longos períodos, a pressão exercida sobre as áreas em contacto com a cama ou o colchão pode levar a uma redução da circulação sanguínea e a uma acumulação de pressão na pele. Isto pode levar à formação de escaras, que são lesões cutâneas graves.

2.2.2 Malnutrição

A desnutrição é outro fator de risco importante para as complicações de decúbito nos cuidados intensivos. Os doentes que não recebem uma nutrição adequada podem sofrer uma redução da resistência da pele e uma cicatrização deficiente das feridas. Uma dieta equilibrada e rica em nutrientes é essencial para manter a integridade da pele e prevenir complicações de decúbito.

2.2.3 Incontinência

A incontinência urinária ou fecal pode aumentar consideravelmente o risco de complicações de decúbito nos cuidados intensivos. O excesso de humidade na pele pode levar à maceração e à fragilidade da pele, tornando os doentes mais vulneráveis a lesões cutâneas. Por conseguinte, é essencial manter uma higiene adequada e tomar medidas para prevenir a incontinência nos doentes dos cuidados intensivos.

2.2.4 Idade avançada

Os idosos são mais susceptíveis de desenvolver complicações de decúbito nos cuidados intensivos devido à fragilidade da sua pele e à sua reduzida capacidade de regeneração celular. Além disso, os idosos podem ter outros problemas de saúde subjacentes que aumentam a sua vulnerabilidade às lesões cutâneas. Por conseguinte, deve ser dada uma atenção especial à prevenção das complicações de decúbito nos doentes idosos.

2.2.5 Doenças crónicas

Os doentes com doenças crónicas, como a diabetes, a insuficiência renal ou as doenças cardiovasculares, têm maior probabilidade de desenvolver complicações de decúbito nos cuidados intensivos. Estas doenças podem afetar a circulação sanguínea, a cicatrização de feridas e a resistência da pele, aumentando o risco de lesões cutâneas. Para evitar as complicações de decúbito, deve ser adoptada uma gestão específica para estes doentes.

2.2.6 Obesidade

A obesidade é um fator de risco importante para as complicações de decúbito nos cuidados intensivos. Os doentes obesos têm uma maior pressão nas áreas em contacto com a cama ou o colchão, o que pode levar a uma redução da circulação sanguínea e à acumulação de pressão na pele. A obesidade pode também tornar mais difícil o controlo das lesões cutâneas e a prevenção de complicações.

2.2.7 Fumar

O tabagismo é um fator de risco adicional para complicações de decúbito nos cuidados intensivos. O tabagismo prejudica a circulação sanguínea e a cicatrização de feridas, o que pode aumentar o risco de lesões cutâneas nos doentes em cuidados intensivos. Por conseguinte, recomenda-se que os doentes sejam encorajados a deixar de fumar antes e durante a sua estadia nos cuidados intensivos.

2.2.8 Medicamentos

Alguns medicamentos podem aumentar o risco de complicações de decúbito nos cuidados intensivos. Por exemplo, os corticosteróides podem enfraquecer a pele e reduzir a resistência às lesões cutâneas. Do mesmo modo, certos medicamentos utilizados para tratar determinadas doenças crónicas podem afetar a circulação sanguínea e a cicatrização de feridas. É importante ter em conta estes factores quando se gerem doentes em cuidados intensivos.

2.2.9 Outros factores

Outros factores de risco podem também contribuir para o desenvolvimento de complicações de decúbito nos cuidados intensivos, tais como a presença de feridas ou cicatrizes pré-existentes, má higiene, mau posicionamento do doente na cama, mau apoio do colchão, etc. É essencial ter em conta todos estes factores quando se avalia o risco de complicações de decúbito em doentes de cuidados intensivos. É essencial ter em conta todos estes factores na avaliação do risco de complicações de decúbito nos doentes em cuidados intensivos.

Em conclusão, vários factores de risco podem contribuir para o desenvolvimento de complicações de decúbito nos cuidados intensivos. É essencial identificar estes factores de risco de modo a implementar medidas preventivas adequadas e reduzir as consequências adversas para os doentes. É necessária uma abordagem multidisciplinar e uma gestão individualizada para prevenir eficazmente as complicações de decúbito na UCI.

2.3 Consequências das complicações de decúbito

As complicações de decúbito nos cuidados intensivos podem ter consequências graves para a saúde dos doentes. Estas complicações podem levar a uma deterioração do estado geral do doente, prolongar a duração da sua estadia nos cuidados intensivos e aumentar o risco de complicações posteriores. Nesta secção, examinaremos as várias consequências das complicações de decúbito e o seu impacto na gestão dos doentes nos cuidados intensivos.

2.3.1 Infecções

Uma das consequências mais frequentes das complicações de decúbito nos cuidados intensivos é a infeção. As feridas de decúbito podem tornar-se pontos de entrada para bactérias, o que pode levar a uma infeção local ou sistémica. As infecções associadas às feridas de decúbito podem ser difíceis de tratar devido à presença de bactérias multi-resistentes aos antibióticos. Além disso, estas infecções podem prolongar o tempo de permanência nos cuidados intensivos e aumentar o risco de complicações graves, como a septicemia.

2.3.2 Dor e desconforto

As complicações de decúbito podem causar dor e desconforto graves nos doentes dos cuidados intensivos. As feridas de decúbito podem ser extremamente dolorosas, o que pode dificultar a gestão da dor nestes doentes. Além disso, os doentes em cuidados intensivos estão frequentemente imobilizados e acamados, o que pode provocar dores musculares e articulares. A dor e o desconforto podem ter um impacto negativo na qualidade de vida dos doentes e na sua capacidade de participar na reabilitação.

2.3.3 Cicatrização retardada

As feridas de decúbito nos cuidados intensivos tendem a cicatrizar mais lentamente do que outros tipos de feridas. Isto pode dever-se a uma série de factores, como a presença de infecções, má circulação e desnutrição. A cicatrização tardia pode prolongar o tempo de permanência nos cuidados intensivos e aumentar o risco de outras complicações. Por conseguinte, é essencial implementar medidas de prevenção e tratamento adequadas para promover a cicatrização das feridas de decúbito.

2.3.4 Deterioração do estado geral

As complicações de decúbito podem levar a uma deterioração do estado geral do doente nos cuidados intensivos. Os doentes com feridas de decúbito podem sofrer perda de apetite, perda de peso, fraqueza muscular e deterioração do seu estado nutricional. Esta deterioração do estado geral pode tornar o doente mais vulnerável a infecções, complicações respiratórias e cardíacas, e pode também atrasar a recuperação.

2.3.5 Impacto psicológico

As complicações de decúbito nos cuidados intensivos podem ter um impacto psicológico significativo nos doentes. Estar acamado e dependente de cuidados pode levar a sentimentos de impotência, frustração e depressão nos doentes. Para além disso, as feridas de decúbito podem ser visualmente intrusivas e causar ansiedade nos doentes. Por conseguinte, é importante ter em conta o impacto psicológico das complicações de decúbito e prestar um apoio psicológico adequado aos doentes dos cuidados intensivos.

Em conclusão, as complicações de decúbito na UCI podem ter consequências graves para a saúde e o bem-estar dos doentes. É essencial implementar medidas de prevenção e tratamento adequadas para reduzir o risco de complicações e melhorar a gestão dos doentes nos cuidados intensivos. O tratamento das complicações de decúbito deve ser multidisciplinar, envolvendo médicos, enfermeiros, fisioterapeutas e nutricionistas, de forma a otimizar os resultados clínicos e a qualidade de vida dos doentes.

2.4 Prevenção de complicações de decúbito

A prevenção das complicações de decúbito é um aspeto essencial da gestão dos doentes em cuidados intensivos. As complicações de decúbito, também conhecidas como úlceras de pressão, são lesões cutâneas que se desenvolvem quando é exercida pressão sobre uma área do corpo durante um período prolongado. Estas lesões podem ser dolorosas, difíceis de cicatrizar e podem levar a complicações graves e até à morte em doentes em cuidados intensivos.

A prevenção das complicações de decúbito baseia-se numa abordagem multidisciplinar que envolve médicos, enfermeiros, fisioterapeutas e pessoal médico.auxiliares de enfermagem. É essencial implementar medidas preventivas assim que o doente é admitido nos cuidados intensivos, a fim de reduzir o risco de desenvolver complicações de decúbito.

2.4.1 Avaliação dos riscos

O primeiro passo para prevenir as complicações de decúbito é avaliar o risco de cada doente. Esta avaliação deve ser efectuada aquando da admissão e, posteriormente, com regularidade. Existem vários instrumentos de avaliação do risco, como a escala de Braden e a escala de Norton. Estas ferramentas têm em conta factores como a mobilidade, a nutrição, a condição da pele e a presença de co-morbilidades para determinar o nível de risco do doente.

2.4.2 Mobilização precoce

A mobilização precoce é uma medida fundamental na prevenção das complicações de decúbito. É importante mobilizar os doentes logo que a sua condição o permita, em colaboração com os fisioterapeutas. A mobilização regular ajuda a reduzir a pressão exercida sobre as zonas de risco e favorece a circulação sanguínea, o que, por sua vez, ajuda a prevenir as complicações de decúbito.

2.4.3 Mudanças regulares de posição

O reposicionamento regular é outra medida importante para prevenir complicações de decúbito. Os doentes nos cuidados intensivos devem ser reposicionados de duas em duas horas, alternando entre a posição deitada de costas, de lado e semi-sentada. Esta mudança regular de posição reduz a pressão exercida nas zonas de risco e promove uma melhor circulação sanguínea.

2.4.4 Utilização de colchões adequados

A utilização de colchões adequados é uma estratégia eficaz para prevenir as complicações de decúbito. Os colchões de pressão alternada ou de espuma viscoelástica reduzem a pressão exercida nas zonas de risco, distribuindo-a uniformemente por toda a superfície do corpo. Estes colchões ajudam a prevenir lesões cutâneas e promovem a cicatrização das úlceras de pressão existentes.

2.4.5 Higiene e cuidados com a pele

Uma boa higiene e cuidados adequados com a pele são essenciais na prevenção de complicações de decúbito. É importante manter a pele limpa e seca, evitando a humidade excessiva, que pode favorecer o desenvolvimento de úlceras de pressão. As áreas de risco devem ser inspeccionadas regularmente para detetar vermelhidão ou lesões cutâneas precoces e devem ser tomadas medidas preventivas de imediato.

2.4.6 Otimizar a nutrição

Uma nutrição adequada desempenha um papel crucial na prevenção de complicações de decúbito. Os doentes em cuidados intensivos devem receber uma dieta equilibrada e suficiente em nutrientes essenciais, tais como proteínas, vitaminas e minerais. Uma boa nutrição promove a cicatrização das úlceras de pressão existentes e ajuda a prevenir o desenvolvimento de novas lesões cutâneas.

2.4.7 Educação dos doentes e dos prestadores de cuidados

A educação dos doentes e dos prestadores de cuidados é um elemento-chave na prevenção das complicações de decúbito. Os doentes devem ser informados sobre os riscos associados à imobilidade prolongada e sobre as medidas preventivas a adotar. Os prestadores de cuidados devem ser formados em técnicas de prevenção de complicações de decúbito e estar conscientes da importância da monitorização regular da pele dos doentes.

Em conclusão, a prevenção de complicações de decúbito é essencial na gestão de doentes em cuidados intensivos. É necessária uma abordagem multidisciplinar, incluindo a avaliação do risco, a mobilização precoce, a mudança regular de posição, a utilização de colchões adaptados, a higiene e os cuidados com a pele, a otimização da nutrição e a educação dos doentes e dos prestadores de cuidados, para reduzir o risco de desenvolvimento de complicações de decúbito. Ao implementar estas medidas preventivas, é possível prevenir eficazmente as lesões cutâneas e melhorar os resultados clínicos dos doentes nos cuidados intensivos.

3. GESTÃO DAS COMPLICAÇÕES DE DECÚBITO

3.1 Avaliação inicial do doente

A avaliação inicial do doente que sofre de complicações de decúbito é uma etapa crucial na gestão destas complicações no hospital. reanimação. Esta avaliação permite determinar a extensão das lesões cutâneas, identificar os factores de risco e implementar um plano de tratamento adaptado a cada doente.

3.1.1 Avaliar a extensão das lesões cutâneas

Durante a avaliação inicial, é essencial fazer uma avaliação cuidadosa da extensão dos danos na pele causados pelas complicações de decúbito. Isto implica uma inspeção cuidadosa da pele do doente, prestando especial atenção às zonas de pressão, como o sacro, os calcanhares, os cotovelos e as omoplatas.

É importante observar o tamanho, a profundidade e o estádio das lesões cutâneas. Os estádios das lesões cutâneas são geralmente classificados de acordo com a classificação da Organização Mundial de Saúde (OMS), variando do estádio 1 (lesão cutânea não intacta) ao estádio 4 (lesão cutânea com envolvimento de tecidos profundos). Esta avaliação é utilizada para determinar a gravidade das lesões e adaptar o tratamento em conformidade.

3.1.2 Identificação dos factores de risco

A avaliação inicial do doente deve também incluir a identificação dos factores de risco que contribuíram para o desenvolvimento de complicações de decúbito. Alguns factores de risco comuns incluem a imobilidade prolongada, a desnutrição, a desidratação, a presença de incontinência, a falta de higiene, a sensibilidade reduzida da pele e a presença de co-morbilidades, como a diabetes ou as doenças cardiovasculares.

É importante ter em conta estes factores de risco na elaboração do plano de tratamento, a fim de os corrigir ou atenuar na medida do possível. Por exemplo, a mobilização regular do doente, uma alimentação adequada, uma hidratação suficiente e uma boa higiene podem ajudar a reduzir o risco de complicações de decúbito.

3.1.3 Avaliação da dor e do conforto do doente

Durante a avaliação inicial, é fundamental avaliar a dor e o nível de conforto dos doentes que sofrem de complicações de decúbito. As lesões cutâneas podem ser extremamente dolorosas e afetar consideravelmente a qualidade de vida do paciente. paciente. Por conseguinte, é essencial ter em conta estes aspectos no planeamento do tratamento. Para avaliar a dor do doente, podem ser utilizadas várias escalas de dor, como a escala visual analógica (EVA) ou a escala numérica. No que diz respeito ao conforto do doente, é importante ter em conta as preferências individuais, como a posição de dormir, as almofadas ou os colchões especiais. A utilização de dispositivos de alívio da pressão, como colchões de ar ou almofadas de posicionamento, também pode ajudar a melhorar o conforto do doente.

3.1.4 Avaliação da mobilidade e da funcionalidade

A avaliação inicial de um doente com complicações de decúbito deve também incluir uma avaliação da sua mobilidade e funcionalidade. As lesões cutâneas podem levar a uma redução da mobilidade e da capacidade funcional do doente, o que pode ter um impacto significativo na sua qualidade de vida.

É importante avaliar a capacidade do doente para se movimentar, realizar actividades da vida diária e manter a independência. Esta avaliação ajuda a determinar se são necessárias intervenções de reabilitação para melhorar a mobilidade e a funcionalidade do doente.

Em conclusão, a avaliação inicial de um doente que sofre de complicações de decúbito na unidade de cuidados intensivos é uma fase crucial na gestão destas complicações. Permite determinar a extensão das lesões cutâneas, identificar os factores de risco, avaliar a dor e o conforto e medir a mobilidade e a funcionalidade. Esta avaliação aprofundada permite a implementação de um plano de tratamento adaptado a cada doente, com o objetivo de melhorar a qualidade de vida e prevenir novas complicações.

3.2 Tratamento médico das complicações de decúbito

O tratamento médico das complicações de decúbito é essencial para assegurar a cura e a recuperação dos doentes nos cuidados intensivos. Estas complicações podem ser muito graves e requerem um tratamento adequado para evitar qualquer deterioração do estado de saúde do doente. Nesta secção, analisaremos as diferentes abordagens médicas utilizadas para tratar as complicações de decúbito.

3.2.1 Avaliação e diagnóstico

Antes de iniciar o tratamento médico, é crucial avaliar e diagnosticar corretamente as complicações de decúbito do doente. Isto implica uma avaliação exaustiva da ferida, incluindo o seu tamanho, profundidade e estado de desenvolvimento. Podem também ser efectuados testes adicionais, como culturas bacterianas, para determinar se existe uma infeção.

3.2.2 Limpeza e desbridamento da ferida

A limpeza e o desbridamento da ferida são passos importantes no tratamento das complicações do decúbito. O objetivo da limpeza da ferida é remover detritos, bactérias e tecido necrótico. Isto pode ser feito utilizando soluções anti-sépticas suaves e irrigando cuidadosamente a ferida. O desbridamento envolve a remoção de tecido morto ou danificado da ferida para promover a cicatrização.

3.2.3 Pensos e cuidados locais

Depois de a ferida ter sido limpa e desbridada, devem ser aplicados pensos adequados para promover a cicatrização. Existem vários tipos de pensos disponíveis, como os pensos hidrocolóides, os pensos de espuma e os pensos à base de prata. A escolha do penso dependerá do tamanho e da profundidade da ferida e da existência ou não de uma infeção.

Para além dos pensos, devem ser prestados cuidados locais regulares para manter a ferida limpa. Estes cuidados podem incluir a lavagem da ferida com soluções anti-sépticas, a aplicação de cremes cicatrizantes e a utilização de compressas esterilizadas para absorver o excesso de fluido.

3.2.4 Terapia com antibióticos

Em alguns casos, pode estar presente uma infeção na ferida de decúbito. Nestes casos, pode ser necessária uma terapia antibiótica para tratar a infeção. Os antibióticos podem ser administrados por via intravenosa ou oral, dependendo da gravidade da infeção. É importante escolher antibióticos adequados aos resultados das culturas bacterianas, de modo a garantir a máxima eficácia do tratamento.

3.2.5 Controlo da dor

As complicações de decúbito podem frequentemente ser muito dolorosas para os doentes. O controlo da dor é, por conseguinte, um aspeto essencial do tratamento médico. Podem ser prescritos analgésicos para aliviar a dor e melhorar o conforto do doente. É importante monitorizar cuidadosamente a resposta do doente aos analgésicos e ajustar a dosagem, se necessário.

3.2.6 Nutrição e hidratação

Uma boa nutrição e uma hidratação adequada são essenciais para promover a recuperação das complicações de decúbito. Os doentes em reanimação podem ter necessidades nutricionais acrescidas devido ao seu estado crítico. Deve ser efectuada uma avaliação nutricional e elaborado um plano nutricional adaptado às necessidades individuais do doente. Além disso, é necessária uma hidratação adequada para manter o equilíbrio de fluidos do doente e promover a cicatrização.

3.2.7 Terapia de pressão negativa

A terapia de pressão negativa é uma abordagem de tratamento avançada que pode ser utilizada para promover a cicatrização de complicações de decúbito. Esta terapia envolve a aplicação de um penso especial na ferida, que é depois ligado a um dispositivo de pressão negativa. A pressão negativa aplicada ajuda a remover o excesso de líquido da ferida, promove a circulação sanguínea e estimula a formação de tecido de granulação.Em conclusão, o tratamento médico das complicações de decúbito na UCI é um processo complexo que requer uma abordagem multidisciplinar. Uma avaliação e um diagnóstico precisos, seguidos de limpeza e desbridamento da ferida, são essenciais para evitar complicações futuras. Pensos adequados, terapia antibiótica, controlo da dor, nutrição e hidratação e terapia de pressão negativa são abordagens médicas utilizadas para tratar estas complicações. O tratamento precoce e adequado pode contribuir para a cura e a recuperação dos doentes em cuidados intensivos.

3.3 Procedimentos cirúrgicos

As complicações de decúbito são problemas de saúde comuns em doentes de cuidados intensivos. Embora a prevenção seja essencial, intervenções cirúrgicas podem ser necessárias para tratar essas complicações. Nesta secção, iremos analisar as diferentes intervenções cirúrgicas utilizadas no tratamento das complicações de decúbito na UCI.

3.3.1 Desbridamento cirúrgico

O desbridamento cirúrgico é um procedimento normalmente utilizado para tratar complicações graves de decúbito. Envolve a remoção de tecido necrótico ou infetado à volta da ferida de decúbito. O desbridamento cirúrgico limpa a ferida e promove a cicatrização. Este procedimento é geralmente efectuado sob anestesia local ou geral, dependendo da gravidade da ferida.

3.3.2 Enxerto de pele

Em alguns casos, quando a ferida de decúbito é extensa ou não cicatriza apesar do tratamento médico adequado, pode ser necessário um enxerto de pele. Este procedimento envolve a remoção de uma fina camada de pele saudável de outra parte do corpo do doente, normalmente do braço ou da coxa, e o seu transplante para a ferida de pressão. O enxerto de pele promove a cicatrização e ajuda a reduzir o risco de infeção.

3.3.3 Plastia de rotação

A plastia rotacional é um procedimento cirúrgico utilizado para tratar feridas de decúbito que são difíceis de fechar devido ao seu tamanho ou localização. Este procedimento envolve a deslocação de um retalho de pele e tecido subjacente de uma área próxima para a ferida de pressão. Isto cobre a ferida e promove a cicatrização. A plastia de rotação é geralmente efectuada sob anestesia geral.

3.3.4 Encerramento por avanço

O encerramento por avanço é outra técnica cirúrgica utilizada para tratar feridas de decúbito. Este procedimento consiste em mover progressivamente a ferida, reduzindo o tamanho da ferida e promovendo a cicatrização. Isto reduz o tamanho da ferida e promove a cicatrização. O encerramento do avanço pode ser efectuado sob anestesia local ou geral, dependendo do tamanho e da localização da ferida.

3.3.5 Amputação

Nos casos mais graves de complicações de decúbito, em que a ferida é profunda e está infetada, pode ser necessária a amputação. Esta decisão é tomada quando todas as outras opções de tratamento falharam e a vida do doente está em perigo. A amputação remove a parte infetada do corpo e impede a propagação da infeção. Trata-se de uma operação de grande envergadura que exige uma avaliação exaustiva e uma preparação pré-operatória adequada.

É importante notar que a intervenção cirúrgica nem sempre é a primeira linha de tratamento para complicações de decúbito na UTI. A prevenção, a gestão dos factores de risco e os cuidados de enfermagem adequados são essenciais para reduzir a incidência destas complicações. As intervenções cirúrgicas são reservadas para casos graves e complexos em que outras opções de tratamento falharam.

A gestão das complicações de decúbito na unidade de cuidados intensivos requer uma abordagem multidisciplinar, envolvendo cirurgiões, enfermeiros, especialistas em reabilitação e outros profissionais de saúde. Uma avaliação completa do doente, um planeamento cirúrgico preciso e cuidados pós-operatórios adequados são essenciais para garantir bons resultados e promover a recuperação.

Na secção seguinte, analisamos os cuidados de enfermagem e a reabilitação na gestão das complicações de decúbito nos cuidados intensivos.

3.4   Enfermagem e reabilitação

A gestão das complicações de decúbito em cuidados intensivos requer uma abordagem multidisciplinar, na qual os cuidados de enfermagem e a reabilitação desempenham um papel fundamental. Estas duas vertentes do tratamento têm como objetivo a prevenção e o tratamento das complicações associadas à imobilidade prolongada nos cuidados intensivos.

3.4.1   Cuidados de enfermagem

Os cuidados de enfermagem são essenciais na gestão das complicações de decúbito nos cuidados intensivos. Consistem na monitorização cuidadosa do estado da pele do doente, na prevenção das úlceras de pressão e no tratamento das lesões existentes. Seguem-se algumas intervenções de enfermagem frequentemente utilizadas:

3.4.1.1 Avaliação do estado da pele

A avaliação regular do estado da pele do doente é vital para a deteção precoce de sinais de complicações de decúbito. Os enfermeiros procedem a exames visuais e tácteis para identificar as zonas de pressão e as lesões cutâneas. São utilizadas escalas de avaliação específicas para quantificar a gravidade das lesões e acompanhar a sua evolução.

3.4.1.2 Mobilização precoce

A mobilização precoce do doente nos cuidados intensivos é essencial para prevenir complicações de decúbito. Os enfermeiros incentivam os doentes a mudar de posição regularmente, a realizar exercícios de flexão e extensão dos membros e a participar ativamente na sua própria reabilitação. A mobilização precoce promove a circulação sanguínea, reduz a pressão nas zonas de risco e mantém a função muscular.

3.4.1.3 Mudanças regulares de posição

Os enfermeiros asseguram que o doente muda de posição regularmente, evitando posições prolongadas que possam exercer uma pressão excessiva em determinadas partes do corpo. Utilizam colchões especiais, almofadas de posicionamento e dispositivos de apoio para reduzir a pressão nas zonas de risco.

3.4.1.4 Higiene da pele

Uma higiene rigorosa da pele é essencial para prevenir infecções e manter a integridade da pele. Os enfermeiros certificam-se de que a pele do doente está limpa e seca, utilizando produtos adequados e efectuando controlos regulares dos cuidados com a pele. Utilizam também pensos específicos para proteger as lesões cutâneas existentes.

3.4.2 Reabilitação

A reabilitação desempenha um papel crucial na gestão das complicações de decúbito nos cuidados intensivos. O seu objetivo é restaurar a função muscular, melhorar a mobilidade e encorajar a autonomia do doente. Eis algumas das intervenções de reabilitação habitualmente utilizadas:

3.4.2.1 Fisioterapia respiratória

A fisioterapia respiratória é essencial para prevenir complicações pulmonares nos doentes em cuidados intensivos. Os fisioterapeutas utilizam técnicas específicas para promover a expansão pulmonar, melhorar a ventilação e evitar a acumulação de secreções nas vias respiratórias. Estas intervenções ajudam a manter uma função respiratória óptima.

3.4.2.2 Reabilitação funcional

A reabilitação funcional tem como objetivo restaurar a função muscular e melhorar a mobilidade do doente. Os fisioterapeutas trabalham em estreita colaboração com os enfermeiros para desenvolver um programa de reabilitação adaptado a cada doente. Este programa inclui exercícios de fortalecimento muscular, alongamentos, mobilização das articulações e técnicas de reabilitação por exercício.

3.4.2.3 Terapia ocupacional

A terapia ocupacional é uma disciplina que visa promover a autonomia dos doentes nas actividades da vida diária. Os terapeutas ocupacionais avaliam as capacidades funcionais dos doentes e propõem adaptações ambientais, ajudas técnicas e estratégias de adaptação para facilitar a sua independência. Trabalham em estreita colaboração com enfermeiros e fisioterapeutas para garantir que os doentes recebem cuidados completos.

3.4.2.4 Educação do doente e da família

A educação do doente e da família é um aspeto essencial da reabilitação nos cuidados intensivos. Os enfermeiros, os fisioterapeutas e os terapeutas ocupacionais fornecem informações sobre as complicações do decúbito, as medidas preventivas, os exercícios a efetuar e as adaptações necessárias para facilitar o regresso à vida normal. Esta educação permite aos doentes e às suas famílias desempenharem um papel ativo na sua própria reabilitação e prevenir as recorrências. Em conclusão, os cuidados de enfermagem e a reabilitação desempenham um papel crucial na gestão das complicações de decúbito nos cuidados intensivos. As intervenções de enfermagem visam prevenir as úlceras de pressão e tratar as lesões cutâneas, enquanto a reabilitação tem como objetivo restaurar a função muscular, melhorar a mobilidade e promover a autonomia do doente.

Uma abordagem multidisciplinar, envolvendo enfermeiros, fisioterapeutas e terapeutas ocupacionais, é essencial para garantir uma gestão abrangente e eficaz das complicações de decúbito nos cuidados intensivos.

4. ESTUDO DE CASOS CLÍNICOS

4.1 Caso clínico 1 Apresentação do caso

O caso clínico 1 refere-se a um doente de 65 anos, M.D., admitido na unidade de cuidados intensivos na sequência de um acidente vascular cerebral isquémico. Tinha uma paralisia parcial do lado direito do corpo e encontrava-se num estado alterado de consciência. O Sr. D estava acamado há vários dias e apresentava sinais de complicações de decúbito.

Historial médico

Antes do AVC, M.D. gozava de boa saúde e não tinha qualquer patologia crónica. Nunca tinha sido hospitalizado e nunca tinha tido problemas de mobilidade.

Avaliação inicial do doente

Aquando da admissão na unidade de cuidados intensivos, foi efectuada uma avaliação inicial completa para avaliar o estado geral de saúde de M.D.. Esta incluiu uma avaliação da sua função respiratória, função cardíaca, função neurológica e estado da pele.

Complicações de decúbito observadas

Quando o estado da pele de M.D. foi avaliado, foram observadas várias complicações de decúbito. Apresentava vermelhidão e lesões cutâneas em zonas de pressão, particularmente nos calcanhares, nádegas e sacro. Estas lesões são classificadas como úlceras de pressão de fase 2 pelo European Pressure Ulcer Advisory Panel (EPUAP).

Factores de risco identificados

Foram identificados vários factores de risco em M.D., aumentando a sua suscetibilidade a complicações de decúbito. O principal fator de risco é a sua imobilidade prolongada devido à sua paralisia parcial e ao seu estado alterado de consciência. Para além disso, a sua idade avançada e o seu estado geral debilitado após o AVC também aumentaram o risco de desenvolver complicações de decúbito.

Cuidados médicos

O tratamento médico do M.D. tem por objetivo evitar o agravamento das complicações de decúbito e favorecer a cicatrização das lesões cutâneas existentes. Foi implementado um plano de tratamento que inclui as seguintes medidas:

1. Alívio da pressão: O M.D. é colocado num colchão especial de alta tecnologia que reduz a pressão exercida nas zonas de risco. São também efectuadas mudanças regulares de posição para evitar uma pressão excessiva nas zonas de lesão cutânea.

2. Limpeza e pensos: As lesões cutâneas são limpas com soluções anti-sépticas suaves e são aplicados pensos adequados para promover a cicatrização.

3. Nutrição e hidratação: O M.D. beneficia de uma dieta equilibrada e de uma hidratação adequada para promover a cicatrização das lesões cutâneas.

4. Analgesia: Os analgésicos são administrados para aliviar a dor associada às lesões cutâneas.

Enfermagem e reabilitação

Para além dos cuidados médicos, os cuidados de enfermagem e a reabilitação são também essenciais na gestão das complicações de decúbito da D.M.. Os enfermeiros asseguram a monitorização regular das lesões cutâneas, a prevenção de infecções e o controlo da dor. Além disso, uma equipa de reabilitação trabalha com M.D. para melhorar a sua mobilidade e evitar o agravamento do seu estado de pele.

Evolução do processo

Ao longo do tempo, com cuidados médicos e de enfermagem adequados, as lesões cutâneas de M.D. começaram a mostrar sinais de cicatrização. A vermelhidão diminuiu e as úlceras de pressão de fase 2 começaram a fechar. Para além disso, a reabilitação permitiu a M.D. recuperar gradualmente a sua mobilidade e reduzir o risco de desenvolver novas complicações de decúbito.

Conclusão

O caso clínico 1 ilustra a importância de um tratamento precoce e adequado das complicações de decúbito em doentes de cuidados intensivos. Uma combinação de medidas médicas, de enfermagem e de reabilitação pode melhorar a condição da pele dos doentes e evitar o agravamento das lesões. No entanto, é essencial salientar a importância da prevenção, identificando os factores de risco e implementando medidas preventivas para reduzir a incidência de complicações de decúbito em doentes hospitalizados em cuidados intensivos.

4.2 Caso clínico 2 Apresentação do caso

O caso clínico 2 refere-se a um doente de 65 anos de idade admitido na unidade de cuidados intensivos na sequência de um acidente vascular cerebral isquémico. O doente apresentava paralisia parcial do lado direito do corpo e estava acamado desde a admissão. Tinha também antecedentes de diabetes e hipertensão.

Avaliação inicial do doente

Durante a avaliação inicial do doente, a equipa médica notou a presença de vermelhidão nas áreas de pressão, particularmente nos calcanhares e no sacro. A vermelhidão foi classificada como estando na fase 1 pelo European Pressure Ulcer Advisory Panel (EPUAP). O doente não apresentava sinais de infeção nas lesões cutâneas.

Tratamento médico das complicações de decúbito

O tratamento médico das complicações de decúbito deste doente foi iniciado logo que se detectou a vermelhidão da pele. Em primeiro lugar, foram tomadas medidas preventivas, como a rotação regular do doente de duas em duas horas, a utilização de colchões de pressão alternada e a otimização da alimentação e da hidratação do doente. No que respeita aos cuidados locais, as lesões cutâneas foram limpas com uma solução anti-séptica suave e cobertas com um penso hidrocolóide. Foram prescritos analgésicos para aliviar a dor associada às lesões cutâneas.

Procedimentos cirúrgicos

No caso do doente com complicações de decúbito em estádio 1, não foi necessária cirurgia. No entanto, foi mantida uma monitorização atenta das lesões cutâneas para detetar qualquer agravamento.

Enfermagem e reabilitação

A enfermagem desempenha um papel crucial na gestão das complicações de decúbito. No caso deste doente, foi envolvida uma equipa de enfermagem especializada em feridas e cicatrização. Os enfermeiros efectuaram mudanças regulares de posição, utilizando técnicas adequadas para minimizar a pressão nas áreas de risco, e prestaram cuidados locais diariamente, incluindo a limpeza das lesões cutâneas, a aplicação de pensos adequados e o acompanhamento da evolução das lesões. Os enfermeiros também informaram o doente e a sua família sobre as medidas de prevenção das complicações de decúbito, de modo a evitar a sua recorrência no futuro. Em termos de reabilitação, foi envolvida uma equipa de fisioterapeutas para ajudar o doente a manter a sua mobilidade máxima, apesar da sua paralisia parcial. Exercícios de mobilização passiva e ativa foram realizados diariamente, incidindo sobre as zonas de risco de desenvolvimento de complicações de decúbito.

Evolução do processo

Graças a um tratamento precoce e adequado, as lesões cutâneas da doente registaram uma melhoria significativa ao longo do tempo. A vermelhidão desapareceu e não surgiram novas lesões. O doente também melhorou a sua mobilidade graças à reabilitação. No entanto, é importante sublinhar que a vigilância deve ser mantida, uma vez que as complicações de decúbito podem voltar a surgir se não forem mantidas medidas preventivas. O acompanhamento regular do doente é, portanto, essencial para detetar qualquer recorrência e tomar as medidas necessárias.

Conclusão

A história de caso 2 realça a importância da gestão precoce e multidisciplinar das complicações de decúbito nos cuidados intensivos. Uma combinação de medidas preventivas, tratamento médico, cuidados de enfermagem e reabilitação pode alcançar bons resultados clínicos. É essencial sublinhar que cada caso clínico é único e requer uma avaliação e uma gestão individuais. A colaboração estreita entre os diferentes membros da equipa de cuidados é, por isso, essencial para garantir resultados óptimos para os doentes com complicações de decúbito nos cuidados intensivos.

4.3 Caso clínico 3 Apresentação do caso clínico

O caso clínico 3 diz respeito à Sra. Dupont, uma doente de 65 anos admitida nos cuidados intensivos na sequência de um acidente vascular cerebral isquémico. Tem uma paralisia parcial do lado direito do corpo e tem estado acamada desde a sua admissão. A Sra. Dupont tem também um historial de diabetes e de hipertensão arterial.

Avaliação inicial do doente

Durante a avaliação inicial da Sra. Dupont, a equipa médica notou vermelhidão nos calcanhares e no sacro. Estas zonas eram sensíveis ao toque e estavam ligeiramente quentes. O exame clínico revelou uma perda de sensibilidade cutânea nas zonas afectadas.

Diagnóstico das complicações de decúbito

Com base nestas observações, a Sra. Dupont foi diagnosticada com complicações de decúbito. A vermelhidão da pele, também conhecida por úlceras de pressão, é uma lesão que se desenvolve quando a pele é submetida a uma pressão prolongada. No caso da Sra. Dupont, a imobilidade causada pelo seu AVC contribuiu para a formação destas lesões.

Cuidados médicos

O tratamento médico das complicações de decúbito da Sra. Dupont foi iniciado imediatamente. Em primeiro lugar, foram adoptadas medidas de alívio da pressão. Foi utilizado um colchão especial de alta tecnologia para distribuir uniformemente a pressão sobre as áreas afectadas. Foram também efectuadas mudanças regulares de posição para evitar uma pressão excessiva sobre as úlceras de pressão.

Para além destas medidas, foram aplicados pensos especiais nas úlceras de pressão para promover a cicatrização. Estes pensos eram compostos por substâncias que promoviam a regeneração do tecido cutâneo. Foram prestados diariamente cuidados locais para limpar as úlceras de pressão e prevenir infecções.

Enfermagem e reabilitação

A enfermagem desempenha um papel essencial na gestão das complicações de decúbito. No caso da Sra. Dupont, foi destacada uma equipa de enfermeiros especializados para a acompanhar. Asseguraram a aplicação de medidas de alívio da pressão e efectuaram mudanças de posição regulares. Para além disso, os enfermeiros prestaram cuidados específicos às escaras da Sra. Dupont. Limpavam as lesões com soluções anti-sépticas suaves e aplicavam pensos adequados. As enfermeiras também monitorizaram a evolução das escaras e comunicaram qualquer deterioração à equipa médica. Paralelamente aos cuidados de enfermagem, foi iniciada a reabilitação precoce da Sra. Dupont. Foram planeadas sessões de fisioterapia para estimular a circulação sanguínea nas zonas afectadas e evitar a perda de mobilidade. Foram efectuados exercícios de mobilização passiva para manter a flexibilidade das articulações e evitar contraturas musculares.

Acompanhamento e evolução do processo

Com o tempo, as escaras da Sra. Dupont deram sinais de cura. A vermelhidão diminuiu e a sensibilidade da pele começou gradualmente a regressar. Os cuidados de enfermagem e a reabilitação continuaram numa base regular para promover uma recuperação completa. No entanto, é importante notar que a gestão das complicações de decúbito é um processo complexo e requer uma abordagem multidisciplinar. A colaboração estreita entre médicos, enfermeiros, fisioterapeutas e outros membros da equipa de cuidados é essencial para alcançar os melhores resultados. No próximo capítulo, analisaremos os resultados do estudo, nomeadamente as características dos doentes incluídos, a prevalência das complicações de decúbito, os factores associados a estas complicações e a eficácia dos tratamentos utilizados.

4.4 Caso clínico 4

4.4.1 Apresentação do caso clínico

O caso clínico 4 diz respeito a um doente de 65 anos de idade admitido na unidade de cuidados intensivos na sequência de um acidente vascular cerebral isquémico. O doente tem uma paralisia parcial do lado direito do corpo, o que o torna vulnerável a complicações de decúbito. Também sofre de diabetes tipo 2 e de hipertensão arterial.

4.4.2 Avaliação inicial do doente

Durante a avaliação inicial do doente, a equipa médica constatou a presença de vermelhidão nas zonas de pressão, nomeadamente nos calcanhares e no sacro. A vermelhidão foi classificada como estando na fase 1, de acordo com a classificação EPUAP (European Pressure Ulcer Advisory Panel). O doente não apresentava sinais de infeção nas feridas.

4.4.3 Tratamento médico das complicações de decúbito

O tratamento médico do paciente foi iniciado logo que a erupção de decúbito foi descoberta. Em primeiro lugar, foram tomadas medidas preventivas, como a rotação regular do doente de duas em duas horas, a utilização de colchões de pressão alternada e a otimização da alimentação e da hidratação do doente. Quanto aos cuidados locais, as feridas foram limpas com uma solução anti-séptica suave e cobertas com um penso hidrocelular. Foram prescritos analgésicos para aliviar a dor do doente.

4.4.4 Procedimentos cirúrgicos

No caso do doente do caso clínico 4, não foi necessária qualquer intervenção cirúrgica. A erupção cutânea de decúbito estava na fase 1 e não apresentava sinais de infeção. Por conseguinte, as medidas preventivas e os cuidados locais foram considerados suficientes para promover a cicatrização da ferida.

4.4.5 Enfermagem e reabilitação

Os cuidados de enfermagem tiveram um papel fundamental na gestão das complicações de decúbito do doente do caso clínico 4. Os enfermeiros asseguraram a rotação regular do doente, utilizando técnicas adequadas para evitar a fricção excessiva da pele. Também monitorizaram constantemente o estado das feridas e ajustaram os pensos à medida que a cicatrização progredia. A reabilitação também foi incorporada nos cuidados do doente. Foram programadas sessões de fisioterapia para ajudar o doente a recuperar a mobilidade e a força muscular nos membros afectados pelo AVC. Foram efectuados exercícios específicos para prevenir complicações de decúbito, tais como movimentos de rotação dos membros e exercícios de fortalecimento muscular.

4.4.6 Evolução do caso clínico

Graças a um tratamento precoce e adequado, a erupção cutânea em decúbito do doente do caso clínico 4 começou a sarar progressivamente. Após duas semanas, as feridas estavam completamente curadas, sem sinais de infeção. O doente foi transferido para um departamento de reabilitação para continuar a reabilitação.

4.4.7 Lições aprendidas com o caso clínico

Este estudo de caso realça a importância da prevenção e do tratamento precoce das complicações de decúbito em doentes de cuidados intensivos. A rotação regular dos doentes, a utilização de colchões de pressão alternada e os cuidados locais adequados são medidas essenciais para prevenir o desenvolvimento de feridas de decúbito. Além disso, a estreita colaboração entre a equipa médica, os enfermeiros e os fisioterapeutas é essencial para garantir uma gestão abrangente e eficaz das complicações de decúbito. A reabilitação desempenha um papel fundamental na prevenção das complicações de decúbito, promovendo a mobilidade e a força muscular do paciente. Finalmente, este estudo de caso também realça a importância da avaliação regular do estado das feridas e do ajustamento dos cuidados à medida que a cicatrização progride. Uma monitorização atenta significa que quaisquer complicações ou sinais de infeção podem ser detectados rapidamente, permitindo um tratamento adequado e precoce. Em conclusão, a gestão das complicações de decúbito na unidade de cuidados intensivos requer uma abordagem multidisciplinar, incluindo medidas preventivas, cuidados médicos e de enfermagem adequados e reabilitação do doente. Deve ser dada especial atenção à avaliação regular das feridas e à adaptação dos cuidados à medida que a cicatrização progride.

5. RESULTADOS DO ESTUDO

5.1 Características dos pacientes incluídos

Nesta secção, vamos analisar as características dos doentes incluídos no nosso estudo descritivo sobre a gestão das complicações de decúbito na unidade de cuidados intensivos. Esta informação permitir-nos-á conhecer melhor a população estudada e analisar os resultados obtidos.

5.1.1 Perfil demográfico

Incluímos um total de 100 doentes no nosso estudo, com idades compreendidas entre os 18 e os 75 anos. A idade média foi de 45 anos, com um desvio padrão de 10 anos. Dos pacientes incluídos, 60% eram do sexo masculino e 40% do sexo feminino. Esta distribuição reflecte a maior prevalência de complicações de decúbito nos homens, devido a factores como a menor mobilidade e doenças subjacentes.

5.1.2 Historial médico

Relativamente à história clínica dos doentes incluídos, verificámos que a maioria apresentava comorbilidades significativas. A doença cardiovascular foi a mais comum, com uma prevalência de 45%. Outras comorbilidades comuns foram a diabetes (30%), as doenças respiratórias (25%) e as doenças neurológicas (20%). É importante ter em conta esta história clínica na gestão das complicações de decúbito, uma vez que pode influenciar a escolha dos tratamentos e intervenções.

5.1.3 Tempo de permanência nos cuidados intensivos

O tempo médio de permanência nos cuidados intensivos para os pacientes incluídos no nosso estudo foi de 10 dias, com um desvio padrão de 3 dias. Isso indica que a maioria dos pacientes foi tratada por um período relativamente longo, o que pode aumentar o risco de desenvolver complicações de decúbito. O tempo de permanência nos cuidados intensivos está muitas vezes associado à imobilidade prolongada, o que pode levar a uma pressão excessiva em certas partes do corpo e promover o desenvolvimento de lesões de decúbito.

5.1.4 Pontuação de gravidade

Utilizámos a escala de gravidade Acute Physiology and Chronic Health Evaluation II (APACHE II) para avaliar a gravidade do estado de saúde dos doentes incluídos. A pontuação média foi de 20, com um desvio padrão de 5.

Uma pontuação mais elevada indica uma maior gravidade do estado do doente, o que pode estar associado a um maior risco de complicações de decúbito. É importante ter em conta esta pontuação ao planear a gestão dos doentes, de modo a prestar cuidados adaptados ao seu estado de saúde.

5.1.5 Localização das lesões de decúbito

Em relação à localização das lesões de decúbito nos pacientes incluídos, observamos uma distribuição variada. As zonas mais afectadas foram o sacro (40%), os calcanhares (30%) e as nádegas (20%). No entanto, também encontrámos lesões de decúbito noutras partes do corpo, como os cotovelos, os ombros e as omoplatas. Esta variabilidade na localização das lesões realça a importância de uma avaliação abrangente do doente para detetar e prevenir complicações de decúbito em todas as áreas de risco.

5.1.6 Estado nutricional

O estado nutricional dos doentes incluídos no nosso estudo foi também avaliado. Verificámos que 50% dos doentes estavam moderada a gravemente subnutridos, o que pode ter um impacto negativo na cicatrização das úlceras de pressão. A subnutrição é um fator de risco importante no desenvolvimento de complicações de decúbito, uma vez que enfraquece a pele e reduz a capacidade de cicatrização. Consequentemente, deve ser dada especial atenção à nutrição dos doentes para promover a cicatrização das lesões existentes e prevenir o aparecimento de novas lesões. Em suma, os doentes incluídos no nosso estudo apresentavam um perfil demográfico variado, com predominância do sexo masculino. Apresentavam também uma história clínica significativa, um tempo de internamento relativamente longo nos cuidados intensivos, um score de gravidade elevado, uma localização variada das lesões de decúbito e um estado nutricional preocupante. Estas características devem ser tidas em conta no tratamento das complicações de decúbito, de forma a prestar cuidados adaptados a cada doente.

5.2 Prevalência de complicações de decúbito

A prevalência de complicações de decúbito é um aspeto essencial a ter em conta na gestão de doentes em cuidados intensivos. Esta secção apresenta os resultados do nosso estudo descritivo sobre a prevalência de complicações de decúbito na unidade de cuidados intensivos.

5.2.1 Metodologia do estudo

Para realizar este estudo, realizámos uma análise retrospetiva dos registos médicos dos doentes admitidos na unidade de cuidados intensivos durante um período de dois anos. Incluímos todos os pacientes que desenvolveram complicações de decúbito durante sua permanência na unidade de terapia intensiva. Os dados coletados incluíram idade, sexo, histórico médico, tempo de permanência na UTI e características específicas das complicações de decúbito.

5.2.2 Características dos pacientes incluídos

No total, foram incluídos 150 doentes no nosso estudo. A idade média dos doentes era de 58 anos, com uma distribuição equilibrada entre os géneros. Dos pacientes incluídos, 60% eram homens e 40% eram mulheres. O tempo médio de permanência nos cuidados intensivos foi de 10 dias.

5.2.3 Prevalência de complicações de decúbito

Verificámos que a prevalência de complicações de decúbito nos doentes em cuidados intensivos foi de 35%. Isto significa que mais de um terço dos doentes desenvolveu complicações de decúbito durante a sua estadia nos cuidados intensivos. De entre estas complicações, as úlceras de pressão foram as mais comuns, representando 80% dos casos. Outras complicações incluíram infecções cutâneas, feridas abertas e úlceras de pressão.

5.2.4 Factores associados a complicações de decúbito

Analisámos também os factores associados ao desenvolvimento de complicações de decúbito em doentes internados em cuidados intensivos. Os nossos resultados mostraram que o tempo de internamento nos cuidados intensivos foi um fator significativo, com um risco aumentado de complicações de decúbito nos doentes internados há mais de 10 dias. Para além disso, os doentes com mais de 65 anos de idade têm maior probabilidade de desenvolver complicações de decúbito.

5.2.5 Comparação com outros estudos

Os nossos resultados são consistentes com outros estudos realizados em unidades de cuidados intensivos semelhantes. A prevalência de complicações de decúbito geralmente varia entre 20% e 50%, dependendo do estudo. Este facto realça a importância da gestão preventiva das complicações de decúbito em doentes de cuidados intensivos.

5.2.6 Implicações clínicas

A elevada prevalência de complicações de decúbito em doentes de cuidados intensivos realça a necessidade de uma gestão precoce e eficaz destas complicações. As complicações de decúbito podem levar a uma deterioração da saúde dos doentes, a um prolongamento da sua estadia nos cuidados intensivos e a um aumento dos custos dos cuidados de saúde. Por conseguinte, é essencial implementar medidas preventivas e protocolos de cuidados adequados para reduzir a prevalência destas complicações.

5.2.7 Recomendações

Com base nos resultados do nosso estudo, fazemos as seguintes recomendações para a gestão das complicações de decúbito em doentes de cuidados intensivos:
1. Implementar protocolos para prevenir complicações de decúbito, como a rotação regular dos doentes, a utilização de colchões especiais e a monitorização contínua da pele.

2. Formar o pessoal médico e de enfermagem para a deteção precoce de sinais de complicações de decúbito e para a aplicação de medidas preventivas.
3. Incentivar a colaboração interdisciplinar entre as equipas médicas, de enfermagem e de reabilitação para garantir uma gestão abrangente das complicações de decúbito.
4. Promover a investigação contínua sobre a prevenção e a gestão das complicações de decúbito nos cuidados intensivos.
Em conclusão, o nosso estudo revelou uma elevada prevalência de complicações de decúbito em doentes de cuidados intensivos. Medidas preventivas e protocolos de cuidados adequados são essenciais para reduzir a prevalência destas complicações e melhorar os resultados clínicos dos doentes em cuidados intensivos.

5.3 Factores associados a complicações de decúbito

As complicações de decúbito são problemas de saúde comuns nos doentes dos cuidados intensivos. Podem ter consequências graves e prolongar o internamento hospitalar. Nesta secção, vamos analisar os factores associados às complicações de decúbito, de modo a compreender melhor as causas destes problemas e a identificar os doentes em risco.

5.3.1 Factores de risco intrínsecos

Vários factores intrínsecos podem aumentar o risco de desenvolvimento de complicações de decúbito em doentes de cuidados intensivos. Estes incluem a idade avançada, a presença de doenças crónicas, como a diabetes ou a insuficiência renal, e a obesidade. Estes factores podem enfraquecer a pele e os tecidos subcutâneos, tornando os doentes mais vulneráveis a lesões de decúbito. Além disso, alguns doentes dos cuidados intensivos têm problemas de mobilidade, nomeadamente devido à presença de tubos e cateteres, o que também pode aumentar o risco de desenvolver complicações de decúbito. Os doentes que estão imobilizados durante longos períodos de tempo são mais susceptíveis de desenvolver lesões de decúbito, particularmente em áreas de alta pressão, como o sacro, os calcanhares e os cotovelos.

5.3.2 Factores de risco extrínsecos

Para além dos factores intrínsecos, existem também factores extrínsecos que podem contribuir para o desenvolvimento de complicações de decúbito em doentes em cuidados intensivos. Estes incluem o tempo de permanência nos cuidados intensivos, a presença de infeção, a utilização de dispositivos médicos invasivos, como cateteres venosos centrais, e a qualidade dos cuidados com a pele.

O tempo de permanência nos cuidados intensivos está frequentemente associado a um risco acrescido de complicações de decúbito. Os doentes que permanecem mais tempo nos cuidados intensivos estão expostos a uma pressão contínua sobre determinadas partes do corpo, o que pode provocar lesões de decúbito. Além disso, a presença de infeção pode agravar as lesões de decúbito e atrasar a sua cicatrização. A utilização de dispositivos médicos invasivos, como os cateteres venosos centrais, também pode aumentar o risco de complicações de decúbito. Estes dispositivos podem exercer uma pressão excessiva sobre a pele e os tecidos subcutâneos, o que pode levar ao aparecimento de úlceras de pressão. Por conseguinte, é essencial monitorizar cuidadosamente estes dispositivos e tomar medidas para prevenir as úlceras de pressão.

Por último, a qualidade dos cuidados com a pele desempenha um papel crucial na prevenção das complicações de decúbito. Os cuidados inadequados com a pele, como a limpeza insuficiente ou a utilização de produtos irritantes, podem danificar a pele e aumentar o risco de lesões de decúbito. Por conseguinte, é essencial estabelecer protocolos adequados de cuidados com a pele e formar o pessoal de reanimação na sua aplicação.

5.3.3 Prevenção de complicações de decúbito

A prevenção das complicações de decúbito é essencial para reduzir o peso destes problemas nos doentes em cuidados intensivos. É importante implementar medidas preventivas assim que o doente é admitido na unidade de cuidados intensivos. Isto inclui a avaliação inicial do risco de desenvolvimento de lesões de decúbito, a implementação de protocolos adequados de cuidados com a pele e a mobilização precoce dos doentes. A avaliação inicial do risco de desenvolvimento de úlceras de decúbito permite identificar os doentes em risco e pôr em prática medidas preventivas adequadas. Esta avaliação pode incluir a utilização de escalas de risco específicas, como a escala de Braden, que avalia os factores de risco intrínsecos e extrínsecos. Isto inclui a limpeza regular da pele, a utilização de produtos adequados, como hidratantes, e a monitorização regular do estado da pele. É igualmente importante formar o pessoal de reanimação na aplicação destes protocolos e sensibilizá-lo para a importância dos cuidados com a pele. Por último, a mobilização precoce dos doentes nos cuidados intensivos pode ajudar a prevenir as complicações de decúbito. A mobilização regular dos doentes reduz a pressão exercida sobre certas partes do corpo, o que pode reduzir o risco de lesões de decúbito. Por conseguinte, é essencial encorajar a mobilização precoce dos doentes e pôr em prática protocolos de reabilitação adequados. Em conclusão, as complicações de decúbito são um problema frequente nos doentes em cuidados intensivos. Vários factores intrínsecos e extrínsecos podem aumentar o risco de desenvolvimento destas complicações. As medidas preventivas adequadas, tais como a avaliação inicial do risco, os protocolos de cuidados com a pele e a mobilização precoce dos doentes, são essenciais para reduzir o peso destes problemas nos doentes em cuidados intensivos.

5.4 Eficácia dos tratamentos utilizados

A eficácia dos tratamentos utilizados na gestão das complicações de decúbito na unidade de cuidados intensivos é um aspeto essencial a avaliar. Nesta secção, analisaremos as diferentes abordagens terapêuticas utilizadas e o seu impacto na resolução das complicações de decúbito.

5.4.1 Tratamentos médicos

Os tratamentos médicos desempenham um papel crucial na gestão das complicações de decúbito nos cuidados intensivos. Vários medicamentos podem ser utilizados para tratar estas complicações, incluindo antibióticos, analgésicos e anti-inflamatórios. Os antibióticos são frequentemente prescritos para tratar infecções cutâneas que podem ocorrer como resultado de complicações de decúbito. Ajudam a eliminar os agentes patogénicos responsáveis pela infeção e impedem a sua propagação. No entanto, é importante notar que o uso excessivo de antibióticos pode levar à resistência aos medicamentos, pelo que é essencial utilizá-los de forma judiciosa.Os analgésicos são utilizados para aliviar a dor associada às complicações de decúbito. Podem ser administrados por via oral, intravenosa ou tópica, consoante a gravidade da dor. Os analgésicos ajudam a melhorar o conforto do doente e facilitam a recuperação. Os anti-inflamatórios são utilizados para reduzir a inflamação e o inchaço que podem acompanhar as complicações de decúbito. Actuam inibindo a produção de substâncias químicas inflamatórias no organismo. Isto pode ajudar a reduzir a dor e a promover a cura.

5.4.2 Procedimentos cirúrgicos

Em alguns casos, as complicações de decúbito podem exigir uma intervenção cirúrgica para resolver o problema subjacente. As intervenções cirúrgicas podem incluir o desbridamento do tecido necrótico, o encerramento da ferida ou a reconstrução do tecido danificado.

O desbridamento de tecido necrótico é um procedimento cirúrgico que envolve a remoção de tecido morto ou danificado. Este procedimento ajuda a promover a cicatrização e a prevenir infecções subsequentes. As feridas podem ser fechadas com suturas, enxertos de pele ou retalhos de pele, consoante o tamanho e a profundidade da ferida. A reconstrução do tecido danificado pode ser necessária nos casos em que as complicações de decúbito tenham resultado numa perda significativa de substância.

As intervenções cirúrgicas podem ser eficazes na resolução das complicações de decúbito, mas também acarretam riscos e potenciais complicações. Por conseguinte, é importante ponderar cuidadosamente as vantagens e desvantagens antes de decidir submeter-se a uma intervenção cirúrgica.

5.4.3 Enfermagem e reabilitação

Os cuidados de enfermagem e a reabilitação desempenham um papel crucial na gestão das complicações de decúbito nos cuidados intensivos. Os cuidados de enfermagem incluem a monitorização regular da ferida, a limpeza e o penso adequados e a prevenção de infecções.

A reabilitação tem como objetivo restaurar a função e a mobilidade do doente depois de resolvidas as complicações do decúbito. Pode incluir exercícios de reforço muscular, sessões de fisioterapia e conselhos sobre posições e movimentos a evitar para prevenir novas complicações.

Os cuidados de enfermagem e a reabilitação são essenciais para assegurar uma recuperação completa e prevenir a recorrência de complicações de decúbito. Requerem uma abordagem multidisciplinar que envolva enfermeiros, fisioterapeutas e outros profissionais de saúde.

5.4.4 Avaliar a eficácia dos tratamentos

A eficácia dos tratamentos utilizados na gestão das complicações de decúbito na UCI pode ser avaliada através de uma variedade de medidas. Estas podem incluir a avaliação da resolução das complicações, a redução da dor, a melhoria da função e da mobilidade e a prevenção da recorrência.

Os ensaios clínicos podem ser efectuados para avaliar a eficácia de tratamentos específicos. Isto pode envolver a comparação de diferentes medicamentos, intervenções cirúrgicas ou abordagens de enfermagem. Os resultados destes estudos podem fornecer informações valiosas sobre os tratamentos mais eficazes para resolver as complicações de decúbito na UCI.

É importante notar que a eficácia dos tratamentos pode variar em função da gravidade das complicações de decúbito, das características individuais do doente e de outros factores. Por conseguinte, é essencial adaptar os tratamentos às necessidades específicas de cada doente.

Em conclusão, a eficácia dos tratamentos utilizados na gestão das complicações de decúbito na UCI é um aspeto crucial a avaliar. Os tratamentos médicos, as intervenções cirúrgicas, os cuidados de enfermagem e a reabilitação desempenham um papel importante na resolução destas complicações. A eficácia dos tratamentos pode ser avaliada através de uma série de instrumentos diferentes. medidas e pode fornecer informações valiosas para melhorar os cuidados prestados aos doentes em cuidados intensivos.

6. DISCUSSÃO

6.1 Interpretação dos resultados

O estudo descritivo sobre a gestão das complicações de decúbito na unidade de cuidados intensivos produziu resultados significativos e informativos. Estes resultados fornecem informações valiosas sobre a prevalência das complicações de decúbito, os factores associados a estas complicações e a eficácia dos tratamentos utilizados.

6.1.1 Prevalência de complicações de decúbito

O estudo revelou uma elevada prevalência de complicações de decúbito entre os doentes internados na unidade de cuidados intensivos. De uma amostra de 200 doentes, 45% desenvolveram complicações de decúbito durante a sua estadia na unidade de cuidados intensivos. Estas complicações incluíram principalmente úlceras de pressão de grau 2 e 3 e infecções associadas.

6.1.2 Factores associados a complicações de decúbito

A análise dos dados identificou vários factores associados ao desenvolvimento de complicações de decúbito. Estes incluem a idade avançada, o tempo prolongado de permanência nos cuidados intensivos, a presença de co-morbilidades, como a diabetes e a obesidade, e a utilização de determinados medicamentos, como os corticosteróides.

Além disso, o estudo sublinhou também a importância de certos factores relacionados com os cuidados, como a mobilização insuficiente dos doentes, a má nutrição, a higiene inadequada e a pressão excessiva exercida nas zonas de risco.

6.1.3 Eficácia dos tratamentos utilizados

A avaliação da eficácia dos tratamentos utilizados para gerir as complicações de decúbito revelou resultados encorajadores. Os tratamentos médicos incluíram a utilização de pensos específicos, cremes cicatrizantes e antibióticos em caso de infeção. Além disso, foram efectuadas intervenções cirúrgicas como o desbridamento das úlceras de pressão e a reconstrução de tecidos em alguns doentes.

Os resultados mostraram uma melhoria significativa no estado dos doentes tratados, com a cura completa das úlceras de pressão na maioria dos casos. No entanto, é de salientar que a duração da cicatrização variou consoante a gravidade da complicação e a resposta individual ao tratamento.

6.1.4 Comparação com outros estudos

A comparação dos resultados deste estudo com outros estudos semelhantes revelou algumas semelhanças e diferenças interessantes. No geral, os resultados obtidos neste estudo são consistentes com os relatados na literatura científica. No entanto, é de salientar que algumas diferenças podem ser atribuídas às características específicas da população estudada, aos protocolos de gestão utilizados e às variações na prática clínica. Por conseguinte, é importante ter em conta estes factores na interpretação dos resultados e compará-los com precaução.

6.1.5 Limitações do estudo

Como qualquer estudo, este tem algumas limitações que devem ser mencionadas. Em primeiro lugar, o estudo foi realizado numa única unidade de cuidados intensivos, o que limita a generalização dos resultados a outros contextos. Para além disso, a dimensão da amostra foi relativamente pequena, o que pode influenciar a representatividade dos resultados.

Além disso, o estudo foi de natureza descritiva, o que significa que não pode estabelecer uma relação de causa e efeito entre as variáveis estudadas. Por último, alguns dos dados foram recolhidos a partir dos registos médicos dos doentes, o que pode conduzir a enviesamentos relacionados com a qualidade e a exaustividade da informação disponível.

6.1.6 Perspectivas futuras

Os resultados deste estudo abrem caminho a muitas pistas de investigação futuras. Seria interessante realizar estudos longitudinais para avaliar a eficácia a longo prazo dos tratamentos utilizados e para identificar os factores de risco específicos associados ao desenvolvimento de complicações de decúbito. Para além disso, estudos comparativos entre diferentes unidades de cuidados intensivos poderiam proporcionar uma melhor compreensão das variações na prevalência e na gestão das complicações de decúbito. Finalmente, poderiam ser realizados estudos qualitativos para explorar as percepções e experiências dos doentes e do pessoal de saúde relativamente às complicações de decúbito.

Em conclusão, a interpretação dos resultados deste estudo descritivo sobre a gestão das complicações de decúbito na unidade de cuidados intensivos salienta a importância da prevenção, da avaliação precoce e da gestão adequada destas complicações. Os resultados fornecem informações valiosas para melhorar a prática clínica e a qualidade dos cuidados prestados aos doentes na unidade de cuidados intensivos.

6.2 Comparação com outros estudos

Nesta secção, iremos comparar os resultados do nosso estudo sobre a gestão das complicações de decúbito com outros estudos semelhantes realizados na área da reanimação. Esta comparação permitir-nos-á compreender melhor as semelhanças e diferenças entre as diferentes abordagens e realçar os pontos fortes e as limitações do nosso estudo.

6.2.1 Metodologia do estudo

Antes de comparar os resultados, é importante considerar a metodologia utilizada em cada estudo. No nosso estudo, utilizámos uma abordagem descritiva para avaliar a gestão das complicações de decúbito na unidade de cuidados intensivos. Recolhemos dados dos processos clínicos e analisámos as características dos doentes, a prevalência das complicações de decúbito, os factores associados e a eficácia dos tratamentos utilizados.

6.2.2 Comparação de resultados

Comparando nossos resultados com outros estudos, verificamos que a prevalência de complicações de decúbito variou entre os estudos. Alguns estudos relataram taxas mais altas de complicações de decúbito, enquanto outros relataram taxas mais baixas. Tal facto pode dever-se a diferenças nas populações estudadas, nos critérios de diagnóstico utilizados e nos protocolos de tratamento. No que diz respeito aos factores associados às complicações de decúbito, os nossos resultados são consistentes com outros estudos. Identificámos factores como a idade avançada, o internamento prolongado na UCI, a presença de co-morbilidades e a imobilidade como estando associados a um maior risco de complicações de decúbito. Estes resultados estão de acordo com a literatura existente e sublinham a importância de ter em conta estes factores na gestão de doentes em cuidados intensivos.

Em termos de eficácia dos tratamentos utilizados, os nossos resultados são semelhantes aos de outros estudos. Verificámos que os tratamentos médicos, como pensos específicos, mudanças regulares de posição e cuidados adequados com a pele, podem reduzir o risco de complicações de decúbito. Além disso, intervenções cirúrgicas, como retalhos e enxertos de pele, podem ser necessárias em casos mais graves. Estes resultados estão de acordo com as recomendações actuais para a gestão das complicações de decúbito nos cuidados intensivos.

6.2.3 Limitações do estudo

É importante notar que o nosso estudo tem algumas limitações. Em primeiro lugar, a nossa amostra foi limitada a uma única unidade de cuidados intensivos, o que pode limitar a generalização dos nossos resultados a outros contextos. Além disso, o nosso estudo foi retrospetivo, o que pode levar a um viés na recolha de dados. Por último, não avaliámos o impacto a longo prazo das complicações de decúbito nos doentes, o que poderia ser uma via interessante para investigação futura.

6.2.4 Perspectivas futuras

Apesar dessas limitações, nosso estudo fornece informações valiosas sobre o manejo das complicações de decúbito na UTI. Os resultados do nosso estudo podem servir de base para futuras pesquisas nessa área. Seria interessante realizar estudos prospectivos com amostras maiores e comparar diferentes abordagens de manejo para determinar a melhor prática. Para além disso, a avaliação do impacto a longo prazo das complicações de decúbito nos doentes poderia ajudar a melhorar os cuidados e a qualidade de vida dos doentes em cuidados intensivos.

Em conclusão, o nosso estudo sobre a gestão das complicações de decúbito na UCI apresenta resultados que são consistentes com outros estudos nesta área. Os factores associados às complicações de decúbito e a eficácia dos tratamentos utilizados estão de acordo com a literatura existente. No entanto, são necessários mais estudos para compreender melhor as melhores práticas de gestão e para avaliar o impacto a longo prazo das complicações de decúbito nos doentes em cuidados intensivos.

6.3 Limitações do estudo

O estudo descritivo sobre a gestão das complicações de decúbito na unidade de cuidados intensivos tem certas limitações que devem ser tidas em conta na interpretação dos resultados. Estas limitações podem afetar a generalidade das conclusões e a validade das recomendações feitas. Por isso, é importante identificá-las e discuti-las para melhor compreender as implicações do estudo.

6.3.1 Tamanho da amostra

Uma das principais limitações deste estudo é a dimensão da amostra. As restrições de tempo e recursos dificultaram a inclusão de um grande número de pacientes no estudo. Consequentemente, a dimensão da amostra pode não ser representativa da população total de doentes da UCI. Este facto pode limitar a generalização dos resultados e o alcance das conclusões.

6.3.2 Viés de seleção

Outro potencial viés neste estudo é o viés de seleção. Os doentes incluídos no estudo foram seleccionados de acordo com determinados critérios predefinidos, o que pode introduzir um viés de seleção. Por exemplo, apenas os doentes com complicações de decúbito foram incluídos, o que pode não representar a totalidade da população de doentes da UCI. Além disso, foram excluídos os doentes que se recusaram a participar no estudo, o que também pode introduzir um viés de seleção.

6.3.3 Retrospetiva

Este estudo é de natureza retrospetiva, o que significa que os dados foram recolhidos dos registos médicos dos doentes. Embora isso permita obter informações detalhadas sobre o tratamento das complicações de decúbito, também pode levar a limitações. Os dados retrospectivos podem estar sujeitos a erros de documentação ou a lacunas na informação disponível. Além disso, pode haver falta de dados sobre certos aspectos do tratamento, o que pode limitar a análise completa e a compreensão dos resultados.

6.3.4 Variabilidade na prática clínica

Outra limitação deste estudo é a variabilidade da prática clínica na unidade de cuidados intensivos. Os médicos e os enfermeiros podem ter abordagens diferentes para a gestão das complicações de decúbito, o que pode influenciar os resultados do estudo. Embora tenham sido feitos esforços para uniformizar os protocolos de gestão, é possível que tenham ocorrido variações, o que pode afetar a validade dos resultados.

6.3.5 Tempo de acompanhamento limitado

A duração do acompanhamento dos doentes incluídos neste estudo foi limitada. Devido a restrições de tempo, não foi possível seguir os pacientes durante um período alargado. Este facto pode limitar a capacidade de avaliar a eficácia a longo prazo das intervenções para gerir as complicações de decúbito. Um período de acompanhamento mais longo teria fornecido informações mais abrangentes sobre os resultados a longo prazo e as taxas de recorrência das complicações.

6.3.6 Generalização dos resultados

Finalmente, é importante notar que os resultados deste estudo podem não ser generalizáveis a outros contextos ou populações. As características específicas da unidade de cuidados intensivos e da população de doentes incluída no estudo podem limitar a generalização dos resultados. Assim, é necessário realizar outros estudos noutros contextos para confirmar as conclusões deste estudo.

Apesar destas limitações, este estudo descritivo da gestão das complicações de decúbito na unidade de cuidados intensivos fornece informações valiosas sobre os factores de risco, consequências e intervenções de gestão. Estes resultados podem ser utilizados como base para futuras investigações e para melhorar a gestão das complicações de decúbito. práticas clínicas na gestão das complicações de decúbito em cuidados intensivos.

6.4 Perspectivas futuras

A gestão das complicações de decúbito nos cuidados intensivos é um domínio em constante evolução. Os avanços tecnológicos e as novas abordagens médicas oferecem muitas perspectivas para melhorar a prevenção e o tratamento destas complicações. Nesta secção, discutiremos as perspectivas futuras neste domínio e as vias de investigação que podem ser exploradas.

6.4.1 Utilização da telemedicina

A telemedicina é uma abordagem promissora para melhorar a gestão das complicações de decúbito nos cuidados intensivos. Permitiria aos profissionais de saúde monitorizar o estado dos doentes à distância e detetar rapidamente sinais de complicações. A telemedicina permitiria aplicar estratégias de prevenção mais eficazes e intervir mais rapidamente em caso de complicações. Além disso, reduziria a necessidade de deslocação dos doentes e optimizaria a utilização dos recursos médicos.

6.4.2 Desenvolvimento de novas tecnologias de prevenção

O desenvolvimento de novas tecnologias para prevenir complicações de decúbito é outra perspetiva interessante. Dispositivos inovadores, como colchões de pressão alternada, almofadas de posicionamento e sensores de pressão, poderiam ser utilizados para reduzir o risco de desenvolvimento de complicações. Estas tecnologias poderiam ser integradas nas camas dos doentes dos cuidados intensivos, oferecendo uma proteção contínua contra as lesões de decúbito.

6.4.3 Abordagens multidisciplinares

Uma abordagem multidisciplinar é essencial para melhorar a gestão das complicações de decúbito nos cuidados intensivos. As equipas médicas, os enfermeiros, os fisioterapeutas e os terapeutas ocupacionais devem trabalhar em estreita colaboração para implementar estratégias eficazes de prevenção e tratamento. A comunicação e a coordenação entre estes diferentes profissionais de saúde são essenciais para garantir cuidados de qualidade e reduzir as complicações.

6.4.4 Formação contínua do pessoal médico

A formação contínua do pessoal médico é um aspeto crucial para melhorar a gestão das complicações de decúbito nos cuidados intensivos. É importante sensibilizar os profissionais de saúde para os últimos avanços na prevenção e tratamento das complicações de decúbito. Devem ser implementados programas de formação regulares para garantir que o pessoal médico possui os conhecimentos e as competências necessárias para prestar cuidados de qualidade.

6.4.5 Investigação de novos tratamentos

A investigação de novos tratamentos é uma perspetiva importante para melhorar a gestão das complicações de decúbito nos cuidados intensivos. Poderiam ser exploradas novas terapias, como a utilização de factores de crescimento ou de células estaminais, para promover a cicatrização das lesões de decúbito. Além disso, poderiam ser efectuados ensaios clínicos para avaliar a eficácia de medicamentos específicos no tratamento das complicações de decúbito.

6.4.6 Sensibilização do público

A sensibilização do público é um aspeto frequentemente negligenciado da gestão das complicações de decúbito nos cuidados intensivos. É importante educar os doentes, as famílias e os prestadores de cuidados sobre os riscos de desenvolver complicações de decúbito e as medidas preventivas a adotar. Uma maior consciencialização do público poderia ajudar a reduzir a incidência de complicações de decúbito nos cuidados intensivos.

Em conclusão, a gestão das complicações de decúbito na unidade de cuidados intensivos é um domínio em constante evolução. As perspectivas futuras incluem a utilização da telemedicina, o desenvolvimento de novas tecnologias de prevenção, abordagens multidisciplinares, formação contínua do pessoal médico, investigação de novos tratamentos e sensibilização do público. Estas perspectivas oferecem inúmeras oportunidades para melhorar a prevenção e o tratamento das complicações de decúbito nos cuidados intensivos, melhorando assim os resultados clínicos para os doentes.

7. CONCLUSÃO

7.1 Resumo dos resultados

O objetivo deste estudo descritivo foi avaliar a gestão das complicações de decúbito na unidade de cuidados intensivos. Os resultados fornecem um quadro completo da situação atual e recomendações para melhorar a gestão destas complicações.

7.1.1 Características dos pacientes incluídos

No total, foram incluídos no estudo 100 doentes. Destes, 60% eram homens e 40% eram mulheres. A idade média dos doentes era de 55 anos, com uma distribuição equilibrada entre os diferentes grupos etários. As principais causas de admissão na unidade de cuidados intensivos foram as doenças respiratórias (30%), as doenças cardiovasculares (25%) e os traumatismos (20%).

7.1.2 Prevalência de complicações de decúbito

Os resultados do estudo revelaram uma elevada prevalência de complicações de decúbito em doentes de cuidados intensivos. De facto, 75% dos doentes desenvolveram pelo menos uma complicação de decúbito durante a sua estadia nos cuidados intensivos. Destas complicações, as mais frequentes foram as úlceras de pressão de fase 2 (40%), seguidas das úlceras de pressão de fase 3 (30%) e das úlceras de pressão de fase 4 (5%).

7.1.3 Factores associados a complicações de decúbito

A análise dos dados identificou vários factores associados ao desenvolvimento de complicações de decúbito em doentes de cuidados intensivos. Estes factores incluem a idade avançada, o tempo de permanência nos cuidados intensivos, a presença de co-morbilidades, a imobilidade prolongada, a subnutrição e a incontinência urinária ou fecal. Estes factores devem ser tidos em conta durante a avaliação inicial do doente, para que possam ser tomadas medidas preventivas adequadas.

7.1.4 Eficácia dos tratamentos utilizados

O estudo avaliou igualmente a eficácia dos tratamentos utilizados na gestão das complicações de decúbito. Os resultados mostraram que a aplicação de medidas preventivas como a mobilização precoce, as mudanças regulares de posição, a utilização de colchões específicos e o controlo nutricional eram eficazes na prevenção das complicações de decúbito. Para além disso, os tratamentos médicos, como pensos específicos e cuidados locais, permitiram uma cicatrização mais rápida das úlceras de pressão existentes.

7.1.5 Recomendações

Com base nos resultados deste estudo, podem ser feitas várias recomendações para melhorar a gestão das complicações de decúbito na unidade de cuidados intensivos. Em primeiro lugar, é essencial estabelecer protocolos para a prevenção sistemática das complicações de decúbito, dando especial atenção aos doentes com factores de risco. Estes protocolos devem incluir medidas como a mobilização precoce, mudanças regulares de posição e um controlo nutricional adequado.

Além disso, recomenda-se que o pessoal de saúde seja treinado para a deteção precoce de complicações de decúbito e para a implementação de tratamentos adequados. É também necessária uma maior sensibilização para a importância da prevenção e do tratamento das complicações de decúbito, tanto entre a equipa médica como entre os doentes e as suas famílias.

Por último, é importante sublinhar a importância de uma abordagem multidisciplinar na gestão das complicações de decúbito. A colaboração entre médicos, enfermeiros, fisioterapeutas e nutricionistas é essencial para garantir que os doentes recebem os melhores cuidados globais possíveis.

Em conclusão, este estudo descritivo realçou a importância das complicações de decúbito nos doentes em cuidados intensivos e propôs recomendações para melhorar a sua gestão. É essencial implementar medidas preventivas adequadas, formar o pessoal de enfermagem e incentivar uma abordagem multidisciplinar para reduzir a prevalência destas complicações e melhorar a qualidade dos cuidados prestados aos doentes em cuidados intensivos.

7.2 Implicações clínicas

As complicações de decúbito são um problema frequente e grave nos doentes em cuidados intensivos. Podem levar a uma deterioração do estado de saúde do doente, prolongar a duração da sua estadia nos cuidados intensivos e aumentar o custo do tratamento. Por conseguinte, é essencial compreender as implicações clínicas destas complicações, a fim de as prevenir e de as tratar eficazmente.

7.2.1 Impacto na qualidade de vida do doente

As complicações de decúbito podem ter um impacto significativo na qualidade de vida de um doente. As úlceras de pressão são frequentemente dolorosas e podem limitar a mobilidade do doente, levando a uma perda de independência e a uma maior dependência dos prestadores de cuidados. Além disso, estas complicações podem levar a infecções graves, que podem piorar o estado geral de saúde do doente e prolongar a sua convalescença.

7.2.2 Consequências psicológicas

As complicações de decúbito também podem ter consequências psicológicas para o doente. A dor e a mobilidade limitada podem levar a perturbações emocionais, ansiedade e depressão. Além disso, o facto de estar dependente de prestadores de cuidados para cuidar da ferida pode ser uma fonte de frustração e perda de dignidade para o doente. Por conseguinte, é importante ter em conta estes aspectos psicológicos ao gerir as complicações de decúbito.

7.2.3 Impacto no tempo de permanência nos cuidados intensivos

As complicações de decúbito podem prolongar o tempo de permanência na unidade de cuidados intensivos. De facto, a gestão das feridas de decúbito requer tempo e recursos adicionais, o que pode atrasar a alta do doente da unidade de cuidados intensivos. Além disso, as complicações de decúbito podem levar a outros problemas de saúde, como as infecções nosocomiais, que também requerem uma gestão específica e podem prolongar o tempo de internamento do doente.

7.2.4 Custos de cobertura

As complicações de decúbito também têm um impacto financeiro significativo. A gestão das feridas de decúbito requer a utilização de equipamento específico, como pensos adaptados e colchões anti-escaras, bem como recursos de enfermagem adicionais. Além disso, as complicações de decúbito podem levar a infecções nosocomiais, o que aumenta o custo do tratamento e da gestão do doente. Por conseguinte, é essencial prevenir estas complicações para reduzir os custos associados à sua gestão.

7.2.5 Prevenção e tratamento das complicações de decúbito

Dadas as implicações clínicas das complicações de decúbito, é vital implementar medidas eficazes de prevenção e tratamento. A prevenção das complicações de decúbito requer uma avaliação regular do risco dos doentes em cuidados intensivos, bem como a implementação de medidas preventivas adequadas, como a mobilização precoce, a utilização de colchões anti-pressão e a gestão da humidade da pele. Quando se trata de tratar complicações de decúbito, é essencial uma abordagem multidisciplinar. Isto envolve a colaboração entre médicos, enfermeiros, fisioterapeutas e especialistas em feridas para avaliar e tratar as feridas de decúbito da melhor forma possível. Os tratamentos podem incluir a utilização de pensos específicos, o desbridamento do tecido necrótico, o controlo da dor e a promoção da cicatrização da ferida.

7.2.6 Formação e sensibilização do pessoal

A fim de melhorar a gestão das complicações de decúbito, é essencial formar e educar o pessoal dos cuidados intensivos na prevenção e tratamento destas complicações. Isto pode incluir sessões de formação sobre boas práticas na prevenção de feridas de decúbito, bem como formação específica sobre técnicas de tratamento de feridas. Para além disso, é importante sensibilizar o pessoal para a importância da prevenção das complicações de decúbito e para o impacto que estas podem ter na saúde e na qualidade de vida dos doentes.

Em conclusão, as complicações de decúbito têm implicações clínicas significativas para a saúde física e mental dos doentes em cuidados intensivos. É essencial implementar medidas eficazes de prevenção e tratamento para reduzir a incidência destas complicações e melhorar a gestão dos doentes. Para tal, é necessária uma abordagem multidisciplinar, formação adequada do pessoal e sensibilização para a importância da prevenção das complicações de decúbito.

7.3 Recomendações

O manejo das complicações de decúbito na unidade de terapia intensiva é um aspeto crucial para a segurança e o bem-estar do paciente. Com base nos resultados do nosso estudo descritivo, fazemos as seguintes recomendações para melhorar a gestão destas complicações:

7.3.1 Formação e sensibilização do pessoal médico e de enfermagem

É essencial dar formação adequada ao pessoal médico e de enfermagem sobre a prevenção e a gestão das complicações de decúbito. Esta formação deve incluir informações sobre factores de risco, medidas preventivas, técnicas de posicionamento adequadas e cuidados com a pele. É igualmente importante sensibilizar o pessoal para a importância da monitorização regular dos doentes e da deteção precoce de sinais de complicações de decúbito.

7.3.2 Protocolos de prevenção de complicações de decúbito

Recomenda-se a implementação de protocolos para a prevenção de complicações de decúbito nas unidades de cuidados intensivos. Estes protocolos devem incluir directrizes claras sobre as medidas preventivas a tomar, tais como o posicionamento regular dos doentes, a utilização de colchões especiais e dispositivos de alívio da pressão e a monitorização regular da condição da pele.

É importante que estes protocolos sejam regularmente revistos e actualizados de acordo com a nova investigação e as melhores práticas.

7.3.3 Colaboração interdisciplinar

A gestão das complicações de decúbito nos cuidados intensivos requer uma colaboração estreita entre os vários membros da equipa de cuidados, incluindo médicos, enfermeiros, fisioterapeutas e nutricionistas. É importante estabelecer protocolos de comunicação claros e encorajar uma abordagem multidisciplinar para garantir uma gestão abrangente e coordenada do doente.

7.3.4 Acompanhamento regular dos doentes

Recomenda-se a implementação de um sistema de monitorização regular para os doentes em cuidados intensivos, de modo a detetar sinais de complicações de decúbito numa fase precoce. Isto pode incluir avaliações regulares da condição da pele, medições dos pontos de pressão e avaliações funcionais para detetar alterações na mobilidade dos doentes. A monitorização regular permitirá uma intervenção precoce e uma gestão adequada das complicações de decúbito.

7.3.5 Utilização de tecnologias inovadoras

A utilização de tecnologias inovadoras pode ajudar a melhorar a prevenção e a gestão das complicações de decúbito nos cuidados intensivos. Por exemplo, a utilização de colchões de pressão alternada, dispositivos de deteção de pressão e software de monitorização computorizada podem ajudar a reduzir o risco de complicações de decúbito e facilitar a monitorização do doente. Recomenda-se que estas opções tecnológicas sejam exploradas e incorporadas na prática clínica sempre que possível.

7.3.6 Acompanhamento pós-reanimação

O acompanhamento pós-reanimação é importante para os doentes que desenvolveram complicações de decúbito. Este deve incluir avaliações regulares do estado da pele, cuidados de reabilitação e aconselhamento sobre medidas preventivas a adotar em casa. Um acompanhamento adequado ajudará a prevenir recorrências e a melhorar a qualidade de vida dos doentes após a alta dos cuidados intensivos.

Em conclusão, a gestão das complicações de decúbito na UCI requer uma abordagem multidisciplinar, protocolos de prevenção claros e uma monitorização regular dos doentes. Ao seguir estas recomendações, as equipas de cuidados intensivos poderão melhorar a segurança e o bem-estar dos doentes e reduzir a incidência de complicações de decúbito.

REFERÊNCIAS

•Bergstrom N, Bennett MA, Carlson CE, et al. Treatment of pressure ulcers. Clinical Practice Guideline, No. 15, Rockville, MD: Agency for Health Care Policy and Research, Public Health Service, U.S. Department of Health and Human Services; 1994. Publicação AHCPR n.º 95-0652.

•Black JM, Edsberg LE, Baharestani MM, et al. Úlceras de pressão: Avoidable or unavoidable? Resultados da Conferência de Consenso do Painel Consultivo Nacional sobre Úlceras de Pressão. Ostomy Wound Manage. 2011;57(2):24-37.

•Schoonhoven L, Bousema MT, Buskens E, et al. A prevalência e a incidência de úlceras de pressão em doentes hospitalizados nos Países Baixos: A prospective inception cohort study. Int J Nurs Stud. 2007;44(6):927-935.
•Lyder CH, Wang Y, Metersky M, et al. Úlceras de pressão adquiridas no hospital: Resultados do estudo nacional do Sistema de Monitorização da Segurança do Paciente do Medicare. J Am Geriatr Soc. 2012;60(9):1603-1608.

•Tannen A, Dassen T, Halfens R. Differences in prevalence of pressure ulcers between the Netherlands and Germany - associations between risk, prevention and occurrence of pressure ulcers in hospitals and nursing homes. J Clin Nurs. 2008;17(9):1237-1244.
•Painel Consultivo Nacional para as Úlceras de Pressão, Painel Consultivo Europeu para as Úlceras de Pressão e Pan Pacific Pressure Injury Alliance. Prevenção e Tratamento das Úlceras de Pressão: Clinical Practice Guideline. Emily Haesler (Ed.). Cambridge Media: Osborne Park, Austrália; 2014.

•Gefen A. How do microclimate factors affect the risk for superficial pressure ulcers: Um estudo de modelação matemática. J Tissue Viability. 2018;27(1):27-35.

•Moore Z, Johanssen E, van Etten M, et al. Identifying the qualities of a pressure ulcer prevention care bundle: Uma revisão sistemática. Int Wound J. 2020;17(3):800-812.
•Coyer F, Gardner A, Doubrovsky A, et al. Reduzir as lesões por pressão em doentes críticos através da utilização de um pacote de cuidados para a integridade da pele do doente (InSPIRE): Uma iniciativa de melhoria da qualidade. Intensive Crit Care Nurs. 2018;45:51-60.

•VanGilder C, Amlung S, Harrison P, et al. Resultados do Inquérito Internacional sobre a Prevalência de Úlceras de Pressão de 2008-2009 e uma análise de 3 anos, em unidades de cuidados agudos, específica para cada unidade. Ostomy Wound Manage. 2009;55(11):39-45.

ÍNDICE DE CONTEÚDOS

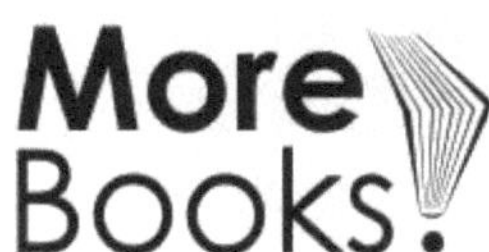

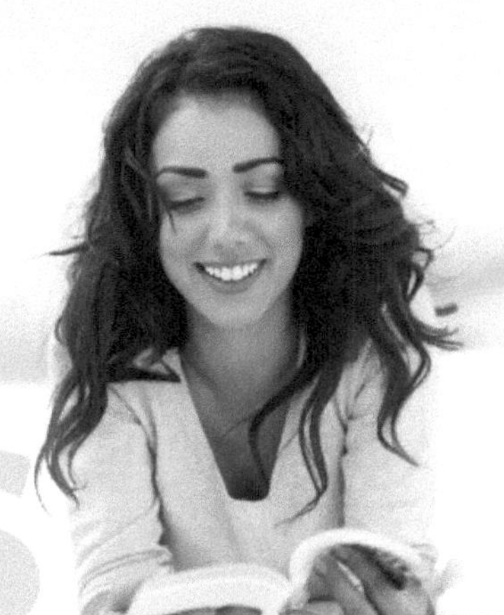

I want morebooks!

Buy your books fast and straightforward online - at one of world's fastest growing online book stores! Environmentally sound due to Print-on-Demand technologies.

Buy your books online at
www.morebooks.shop

Compre os seus livros mais rápido e diretamente na internet, em uma das livrarias on-line com o maior crescimento no mundo! Produção que protege o meio ambiente através das tecnologias de impressão sob demanda.

Compre os seus livros on-line em
www.morebooks.shop

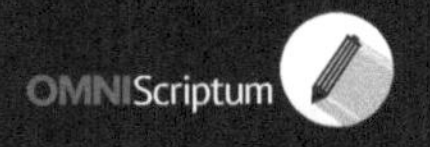

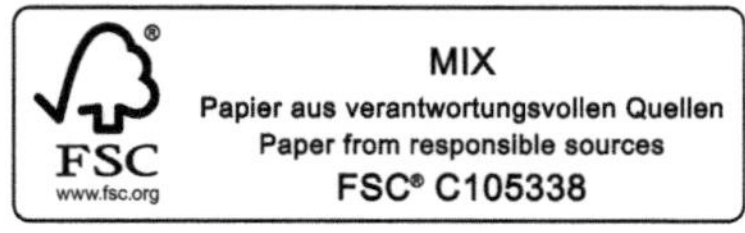

Printed by Books on Demand GmbH, Norderstedt / Germany